DROEMER

MICHAEL TSOKOS

Schwimmen Tote immer oben?

Die häufigsten Irrtümer über die Rechtsmedizin

Mit Illustrationen von
Christoph Kellner

DROEMER

Besuchen Sie uns im Internet:
www.droemer.de

FSC
www.fsc.org
MIX
Papier aus verantwortungsvollen Quellen
FSC® C083411

Ein Imprint der Verlagsgruppe
Droemer Knaur GmbH & Co. KG, München

Redaktion: Dr. Thomas Tilcher
Covergestaltung: ZERO Werbeagentur, München
Coverabbildung: Christoph Kellner, Berlin (animanova.de)
Illustrationen im Innenteil: Christoph Kellner, Berlin
Satz: Adobe InDesign im Verlag
Druck und Bindung: CPI books GmbH, Leck
ISBN 978-3-426-27764-5

2 4 5 3

»Papa, gibt es eigentlich auch
Linksmediziner?«

Frage meiner achtjährigen Tochter im Rahmen
eines Gesprächs über meinen Beruf
und was ich so mache.
Michael Tsokos

INHALT

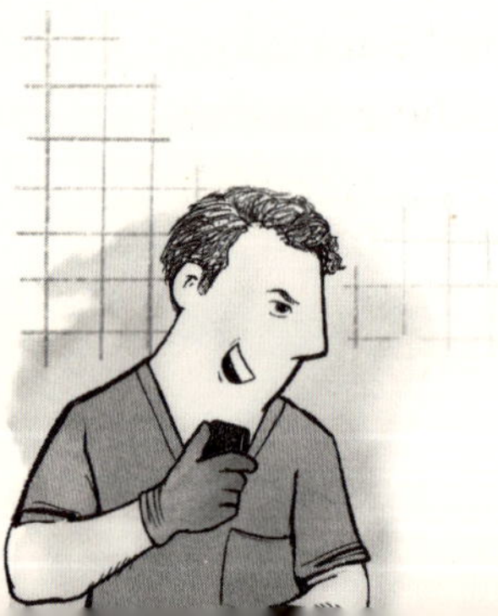

VORWORT

Der Tod – oder, auf die Rechtsmedizin bezogen: der Umgang mit toten Menschen – übt auf die Lebenden eine merkwürdige Faszination aus. Rechtsmediziner sind seit einigen Jahren wirklich en vogue. Aber worauf gründet sich diese Anziehungskraft eines Berufs, bei dem es um die Untersuchung toter Menschen geht? Diese Frage muss wahrscheinlich jeder für sich selbst beantworten, der sich für Krimis und Thriller interessiert, in denen Tötungsdelikte und mittlerweile auch immer öfter rechtsmedizinische Untersuchungsmethoden eine Rolle spielen. Obwohl wir den Tod aus unserem eigenen Leben gerne ausklammern, schauen wir bei Todesfällen anderer – zumal, wenn sie auch noch gewaltsam herbeigeführt wurden – gerne und bisweilen sogar fast schon aus einem voyeuristischen Impuls zu. Und wir freuen uns, dass wir zwar mittendrin, aber eben nicht dabei sind und jederzeit den Krimi zuklappen oder die Fernsehsendung wegzappen können.

Nach wie vor beherrschen TV-Serien, bei denen die Rechtsmedizin oder forensische Untersuchungsmethoden im Mittelpunkt stehen, das abendliche Fernsehprogramm der Deutschen. In dem Kinofilm *Abgeschnitten* hielt mit dem Rechtsmediziner Professor Paul Herzfeld, gespielt von Moritz Bleibtreu, im Herbst 2018 sogar erstmals ein Forensiker als zentrale Hauptfigur in einem deutschen Thriller Einzug auf die große Leinwand. Die Darstellung der Sektionssaalszenen in *Abgeschnitten* sind nicht nur detailgetreu, sondern auch realistisch – kein Wunder, denn die Fachberatung war auch vom Feinsten, und als Komparsen agierten echte Rechtsmedizinerinnen und Rechtsmediziner.

Allerdings ist eine solche realistische Darstellung der Rechtsmedizin im Film immer noch die Ausnahme und nicht die Regel. Was am Tatort beziehungsweise am Leichenfundort, im Sektionssaal oder im Labor der rechtsmedizinischen Institute wirklich passiert, interessiert die Menschen brennend; das zeigt sich unter anderem auch daran, dass der 2016 erschienene Vorgänger dieses Büchleins, *Sind Tote immer leichenblass? Die größten Irrtümer über die Rechtsmedizin,* bei den Lesern sehr viel Zuspruch gefunden hatte und insgesamt 16 Wochen auf der *Spiegel*-Bestsellerliste anzutreffen war. Eine Journalistin sagte mir erst kürzlich, dass dieses Buch bei vielen Krimiautoren und Drehbuchautoren mittlerweile sogar Pflichtlektüre sei und quasi als Fachberatung herangezogen würde.

Die vorliegende Fortsetzung beleuchtet nun dreißig weitere Irrtümer über die Rechtsmedizin, die sich in den Köpfen vieler Krimileser und Fernsehzuschauer festgesetzt haben.

Kommen Sie, liebe Leserin und lieber Leser, mit auf eine kleine Reise in die Welt der Rechtsmedizin und schauen

Sie uns über die Schulter, was wir so machen – und was wir eben nicht machen beziehungsweise ganz anders handhaben, als Sie es sich vielleicht jetzt noch vorstellen. Und auch dieses Mal gilt wieder: Lassen Sie sich nicht den Spaß an all den rechtsmedizinisch angehauchten Serien, Filmen und Büchern nehmen, auch wenn das, was Sie dort sehen und lesen, in den meisten Fällen nur wenig bis gar nichts mit der Realität zu tun hat.

Michael Tsokos,
Berlin im Juni 2019

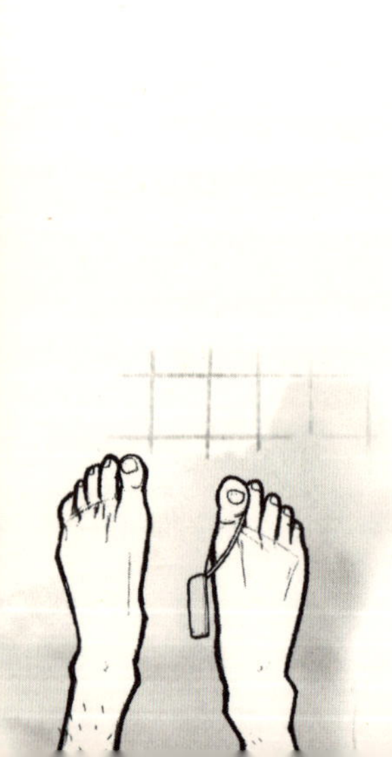

IRRTUM NR. 1

Dem Großteil aller Sektionen liegen Tötungsdelikte zugrunde

Das könnte der geneigte Krimileser oder Fernsehzuschauer in der Tat denken. Denn wann obduziert in einem Thriller ein Rechtsmediziner schon mal einen Menschen, der an einem fortgeschrittenen Krebsleiden oder einem Schlaganfall gestorben ist? Dass wir Rechtsmediziner nur Mordopfer oder zumindest nur Menschen obduzieren, die gewaltsam aus dem Leben geschieden sind, ist allerdings ein großer Irrtum. Vielmehr ist das Gegenteil der Fall. Von den etwa 2100 Obduktionen, die wir in Berlin im Landesinstitut für gerichtliche und soziale Medizin und im Institut für Rechtsmedizin der Charité durchführen, handelt es sich bei »nur« knapp 100 Fällen um Tötungsdelikte (Mord, Totschlag, Körperverletzung mit Todesfolge) – das sind also nur etwa 5 Prozent aller Obduktionen in Berlin. Suizide machen einen Anteil von etwa 25 Prozent aller unserer gerichtlichen Obduktionen aus; weitere 20 Prozent sind tödliche Unfälle – hauptsächlich Verkehrsunfälle und Arbeitsunfälle, aber auch tödliche Drogenintoxikationen werden in dieser Kategorie subsumiert. Bei fünf Prozent der Obduktionen geht es um den Nachweis ärztlicher Kunstfehler, und bei dem großen Rest (immerhin 45 Prozent) untersuchen wir natürliche Todesfälle. In diesem Bereich dominieren die Herzerkrankungen (Herzinfarkt, Herzmuskelentzündung, nicht traumatische Einreißungen der Körperhauptschlagader etc.), gefolgt von Hirnmassenblutungen, Schlaganfällen und weit fortgeschrittenen (und meist unbehandelten) Krebsleiden.

Wieso ist aber der Anteil der Obduktionen echter Tötungsdelikte fast verschwindend gering im Vergleich zu den übrigen Obduktionsfällen – zumindest in Berlin? Der Grund dafür ist, dass wir trotz einer noch so gründlichen Leichenschau und obwohl die Computertomografie uns in der Rechtsmedizin ganz neue Möglichkeiten eröffnet hat (vgl. Irrtum Nr. 5), eben ohne Obduktion niemals sicher sagen können, dass es sich tatsächlich um einen Tod aus innerer Ursache und nicht um ein Tötungsdelikt handelt.

Nur eine Obduktion kann in solchen Fällen die entscheidenden Hinweise geben, ob es sich bei einem Menschen, der von einem Zug oder einer S-Bahn überfahren wurde, um einen Suizidenten oder ein Unfallopfer handelt. Denn nur durch die Obduktion inklusive Präparation der Körperrückseite und der Extremitäten lässt sich die Position des Betreffenden zum Zeitpunkt der Kollision mit dem Schienenfahrzeug rekonstruieren, und allein auf dieser Grundlage können Aussagen gemacht werden, ob jemand an einem fortgeschrittenen Krebsleiden litt –

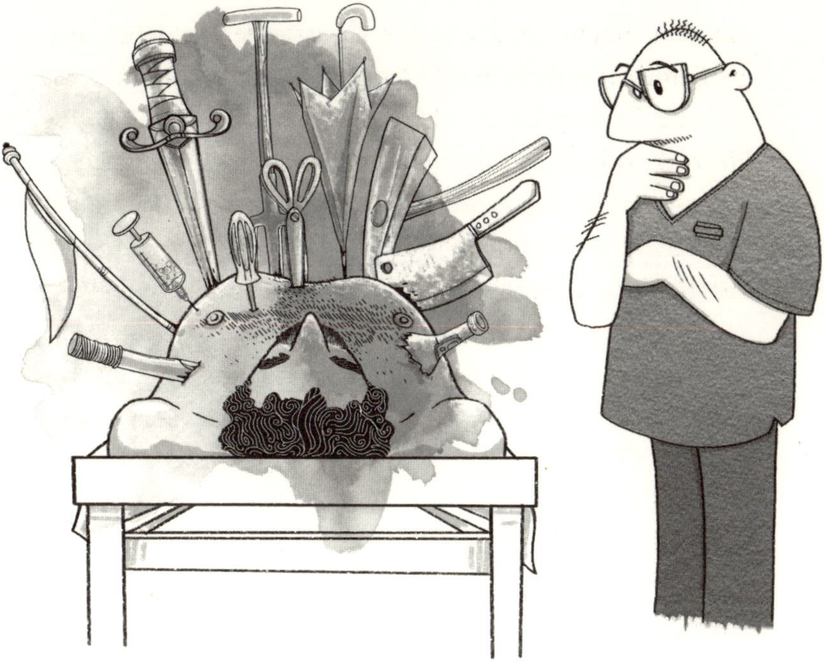

und damit ein mögliches Suizidmotiv hatte – oder ob die betreffende Person dermaßen alkoholisiert war, dass ein Unfallgeschehen angenommen werden kann (Suizidenten sind zwar häufig leicht alkoholisiert und damit zum Zeitpunkt der Suizidbegehung enthemmt, aber nie so stark, dass man ihnen aufgrund ihrer Blutalkoholkonzentration unterstellen würde, dass sie nicht mehr wussten, was sie taten). Auch eine tödliche Vergiftung ist nur über entsprechende Asservate wie zum Beispiel Herzblut, Lebergewebe, Venenblut oder Mageninhalt nachzuweisen, und dafür bedarf es eben der entsprechenden Schnittführung, um an die betreffenden Organe zu gelangen.

Ein weiteres Beispiel: Aufgrund der Auffindesituation eines Toten mit äußeren Verletzungen in einem Pkw kommt sowohl ein tödlicher Verkehrsunfall in Betracht als auch ein Tod aus innerer Ursache mit nachfolgendem Verkehrsunfallgeschehen – allerdings ohne tödliche Verletzungen. Oder jemand sitzt tot auf einer Parkbank oder an der Endhaltestelle der S-Bahn; ein solcher Tod in der Öffentlichkeit kann per se schon mal zahlreiche Ursachen haben, sodass die Frage nach der Todesursache auch in diesem Fall nur die Leichenöffnung beantworten kann. Dafür gibt es den Begriff der »Sicherheitsobduktion«, bei der es das primäre Ziel ist, einen nicht natürlichen Tod (und damit ein Tötungsdelikt, einen Suizid oder Unfall) auszuschließen.

Insofern liegen nur einem geringen Teil gerichtlicher Obduktionen auch wirklich Tötungsdelikte zugrunde, in Berlin sind es, wie gesagt, etwa 5 Prozent. Allerdings lässt sich auf die restlichen 95 Prozent der Obduktionen keinesfalls verzichten, wenn es darum geht, zunächst unentdeckte, weil nicht als solche erscheinende Tötungsdelikte zu ermitteln.

IRRTUM NR. 2

Rechtsmediziner und ermittelnde Kriminalbeamte bilden immer ein festes Team

Von einer Teambildung zwischen Mordermittlern und Rechtsmedizinern könnte man ja fast ausgehen, wenn man den Münsteraner *Tatort* als Paradebeispiel nimmt. Dort sind es regelmäßig Professor Karl-Friedrich Boerne (hervorragend kauzig gespielt von Jan Josef Liefers) und Kriminalhauptkommissar Frank Thiel (nicht minder großartig verkörpert von Axel Prahl), die gemeinsam ungeklärte Todesfälle beziehungsweise Gewaltverbrechen untersuchen und schließlich den Täter überführen. Auch im Kölner *Tatort* gibt es nur einen Rechtsmediziner, nämlich Dr. Joseph Roth (überzeugend gespielt von Joe Bausch), der zu jeder Tages- und Nachtzeit Dienst hat und den Kommissaren Max Ballauf (Klaus J. Behrendt) und Freddy Schenk (Dietmar Bär) mit rechtsmedizinischem Rat und Tat zur Seite steht. Ähnlich ist es im Erfurter *Tatort,* und als es noch das Ermittlerteam mit Simone Thomalla und Martin Wuttke gab, war das auch im Leipziger *Tatort* regelmäßig der Fall. Ein Rechtsmediziner für alles. Quasi eine rechtsmedizinische Allzweckwaffe. Nicht schlecht, mag der geneigte Zuschauer dann jedes Mal denken. Der Rechtsmediziner braucht nie eine Pause, versieht rund um die Uhr Rufbereitschaft und steht am nächsten Tag auch noch bis nach Feierabend (den er ja aber anscheinend gar nicht hat) im Sektionssaal. Respekt!

Doch auch diese Illusion muss ich Ihnen leider rauben. In Berlin, wo wir im Jahr etwa 2100 Obduktionen für die Staatsanwaltschaft und die Gerichte durchführen, teilen sich 16 Rechtsmedizinerinnen und Rechtsmediziner den Bereitschaftsdienst. Dieser rechtsmedizinische Bereitschaftsdienst ist 24 Stunden erreichbar und erfüllt den Sinn und Zweck, dass auch außerhalb der normalen »Geschäftszeiten« der rechtsmedizinischen Institute (in Berlin gibt es zwei) ein kompetenter Ansprechpartner für die polizeilichen Leichensachbearbeiter der jeweiligen polizeilichen Bezirksdirektionen, die Staatsanwaltschaft und die Beamten der Mordkommissionen zur Verfügung steht. Dabei geht es dann um eine erste Inaugenscheinnahme des Verletzungsmusters eines Toten direkt am Leichenfundort, die Einschätzung der Todeszeit (was später bei einem Alibi eines Beschuldigten für den Tatzeitraum entscheidend sein kann) oder die Frage nach der Tatwaffe (Messer, Axt, Schraubendreher, Hammer, Stuhlbein, Stein – hier sind der Fantasie keine Grenzen gesetzt ...).

Auf der anderen Seite stehen in Berlin 55 Mordermittler in acht Mordkommissionen des Landeskriminalamts zur Aufklärung mutmaßlicher Tötungsdelikte zur Verfü-

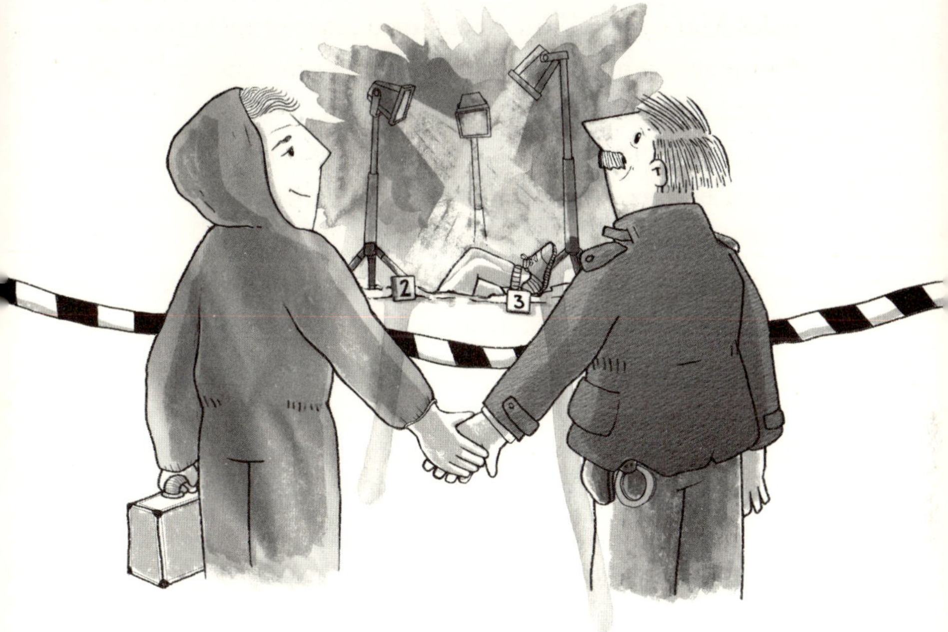

gung. Bei 16 Rechtsmedizinern und 55 Beamten der Mordkommission ergeben sich 880 (!) denkbare Kombinationsmöglichkeiten zwischen federführendem Rechtsmediziner (erster Obduzent heißt das bei uns; sie oder er ist am Leichenfundort bzw. Tatort, diktiert das Obduktionsprotokoll und tritt in einer späteren Gerichtsverhandlung als Sachverständiger auf) und leitendem Mordermittler. Insofern ist die Wahrscheinlichkeit, dass ein bestimmter Rechtsmediziner mit genau demselben Mordermittler nicht nur einen Fall, sondern mehrere Fälle gleichzeitig oder direkt hintereinander bearbeitet, sehr gering. Dies spiegelt die Verhältnisse in Deutschlands einwohnerstärksten Metropole wider, aber auch in Städten wie Münster, Köln, Erfurt oder Leipzig gibt es jeweils mehrere Rechtsmediziner und viele für Tötungsdelikte zuständige Kriminalbeamte.

Deshalb gilt, dass die im *Tatort* und anderen TV-Krimis ständig wiederkehrenden Teams aus immer denselben Rechtsmedizinern und Kommissaren zwar dem Zuschauer einen hohen Wiedererkennungswert und auch ausgeprägte Identifikationsmöglichkeiten bieten, letztlich aber nur der Dramaturgie geschuldet und reine Fiktion sind. Dasselbe gilt übrigens auch für die kumpelhafte Darstellung des Verhältnisses zwischen Rechtsmediziner und Kommissar. Wir kooperieren zwar eng mit der Kriminalpolizei, bewahren dabei aber die notwendige professionelle Distanz. Befugnisse und Kompetenzen sind dabei ganz klar aufgeteilt. Wir sind nicht der viel zitierte »Anwalt der Toten« oder »Detektiv in Weiß«; aber wir wissen alles, können alles, und kommen doch leider immer zu spät …

IRRTUM NR. 3

Rechtsmediziner arbeiten nur am Leichenfundort oder im Sektionssaal – Schreibtischarbeit gibt es so gut wie nicht

Mitnichten! Fast die meiste Zeit verbringen Rechtsmediziner am Schreibtisch – auch wenn das natürlich in der Darstellung unserer Arbeit im Fernsehen nichts hermacht und deshalb geflissentlich ausgeklammert wird. Aber in Filmen gehen die Hauptdarsteller ja auch nie auf die Toilette.

Fakt ist, dass wir nur etwa 20 Prozent des Tages im Sektionssaal verbringen. Während der restlichen Zeit, immerhin etwa 50 Prozent unseres Arbeitstages, wird uns aber auch nicht langweilig, auch wenn sich das, womit wir uns dann beschäftigen, für Außenstehende lange nicht so aufregend und spannend anhört wie die Untersuchung von Toten oder Tatorten.

Wir korrigieren Sektionsprotokolle oder lesen in Ermittlungsakten oder Krankenunterlagen zur Vorbereitung auf die Erstellung von schriftlichen Gutachten. Im Hörsaal oder Sektionssaal halten wir Vorlesungen zu rechtsmedizinischen Themen beziehungsweise führen mit

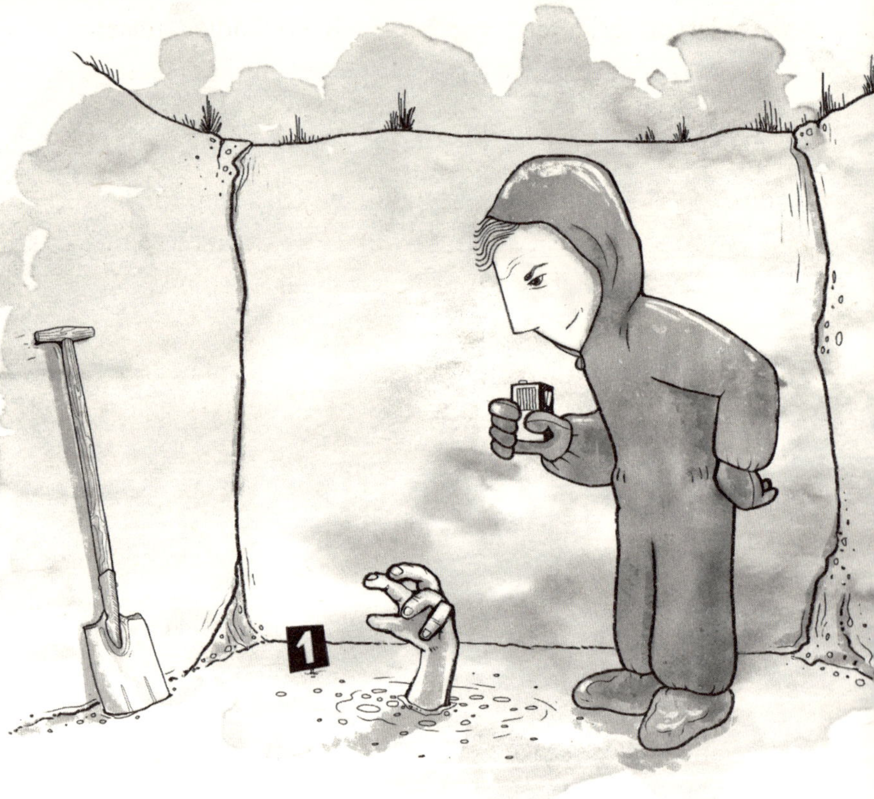

Medizinstudenten oder Kriminalbeamten in der Ausbildung praktische Übungen zur Leichenschau durch – an echten Leichen, versteht sich. In Fallkonferenzen mit Fallanalytikern, in den USA und Großbritannien Profiler genannt, Pathologen, Neuropathologen, Mordermittlern und Vertretern der Staatsanwaltschaft werden Todesfälle, die noch nicht abschließend geklärt sind oder bei denen noch Fragen vonseiten der Ermittler bestehen, diskutiert. Vor Gericht erläutern wir als Sachverständige unsere Obduktionsbefunde; wir geben an, welche Todeszeit in einem bestimmten Fall die wahrscheinlichste ist, oder auch, warum jemand eben nicht infolge eines ärztlichen Kunstfehlers, sondern aufgrund einer schweren inneren Erkrankung gestorben ist. Und in Gesprächen mit den Kollegen aus der Toxikologie geht es um deren Analyseergebnisse und was sie für einen bestimmten Todesfall bedeuten. Abseits des Sektionssaals oder Leichenfundortes gibt es für uns also noch einiges mehr zu tun, als es der TV-Rechtsmediziner uns suggeriert.

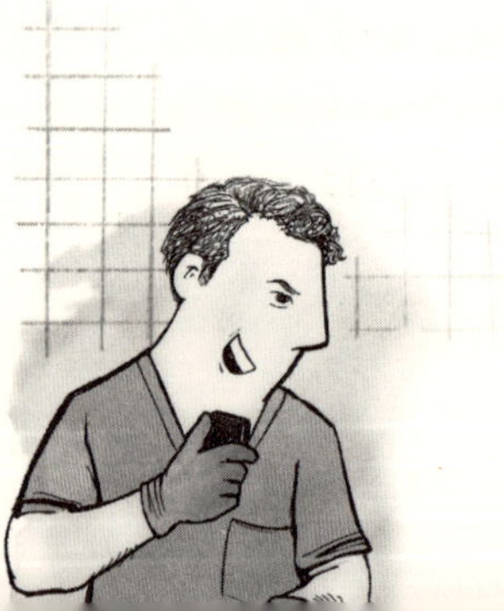

IRRTUM NR. 4

Rechtsmediziner ist der ideale Job für alle, die keine Menschen mögen

In der Tat erwartet uns morgens kein Wartezimmer voll mit Patienten, die alle ihre kleinen und großen Wehwehchen und Sorgen haben und uns von ihren Beschwerden berichten. Das haben unsere »Patienten« hinter sich. Aber auch wenn sie auf dem blanken Stahl des Sektionstisches nicht mehr mit uns sprechen können, benötigen Rechtsmediziner trotzdem eine gehörige Portion Einfühlungsvermögen, Zuwendung und Verständnis für den Toten. Was da passiert, ist schwer in Worte zu fassen. Auch wenn der psychologische Begriff »Empathie« eigentlich für die Interaktion zwischen lebenden Menschen geprägt wurde, kommt die Bedeutung dieses Wortes, nämlich die Fähigkeit (und Bereitschaft), sich präzise in die Gedanken- und Gefühlswelt anderer Menschen hineinzuversetzen und auf dieser Grundlage das Verhalten anderer Menschen oder Gruppen vorhersehen zu können, doch auch der Interaktion zwischen einem Rechtsmediziner und einem Verstorbenen sehr nahe. Was da vor uns im Sektionssaal liegt, ist zwar nur die leere Hülle der Person, die sich noch

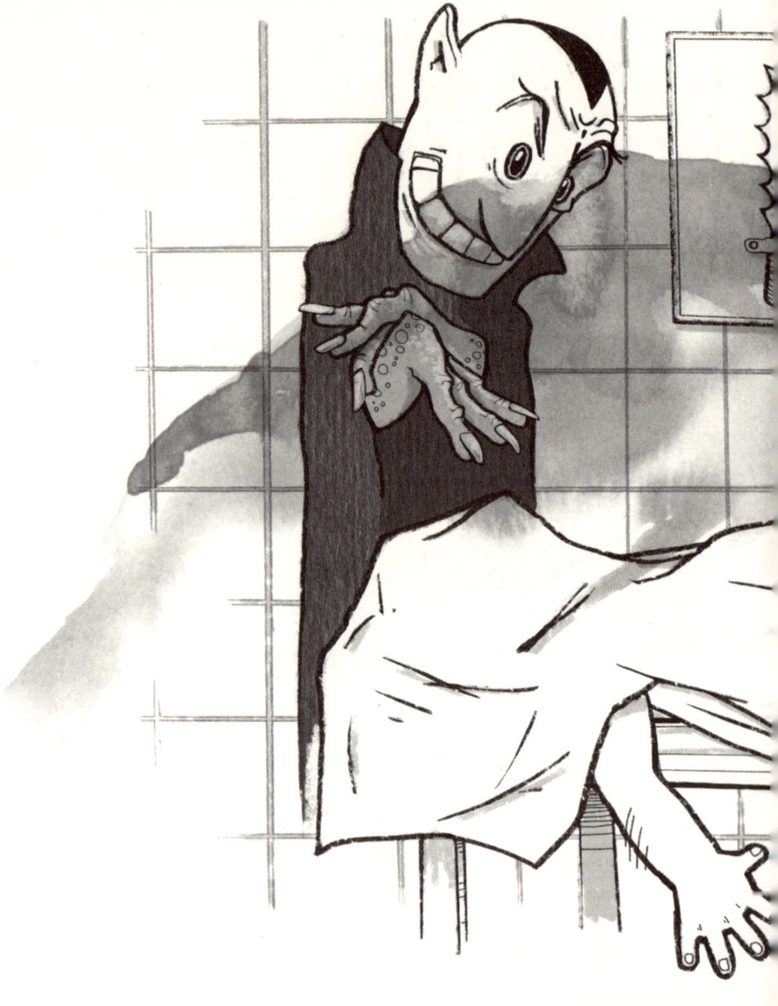

kurze Zeit vorher durch ganz individuelle Verhaltens- und Gefühlsmuster im Mit- und Gegeneinander mit anderen Personen auszeichnete, aber das, was kurz vor dem Tod in diesem Menschen vorging, was ihn zu bestimmten Verhaltensweisen antrieb beziehungsweise welche intrinsi-

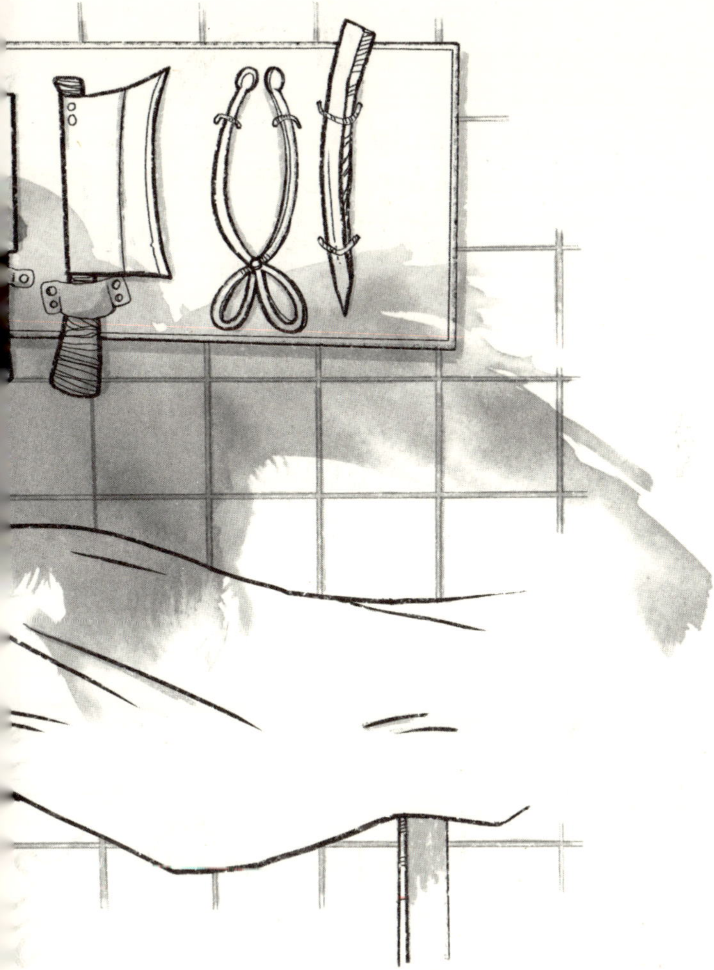

schen und extrinsischen Motivationen sein Handeln bestimmten (und damit möglicherweise zum tödlichen Ausgang eines Geschehens beitrugen), kann ganz entscheidend für unsere rechtsmedizinische Einschätzung der Todesumstände sein. Befand sich der Betreffende aufgrund einer persönlichen Krise (zum Beispiel Verlust des Arbeitsplatzes, Tod eines nahen Angehörigen, Trennung vom Ehe- oder Lebenspartner) in einer psychischen Ausnahmesituation, die ihn zum Äußersten trieb, nämlich zum Suizid? Hatte er Todesangst kurz vor einem tödlichen Unfall (lief er vielleicht vor Angreifern davon und geradewegs in ein fahrendes Auto, oder stürzte er in seiner Panik in die Tiefe?)? Wie lange hat ein Mensch, der vor seinem Tode brutale Torturen über sich ergehen lassen musste, diese überlebt, ehe er das Bewusstsein verlor?

All das (und sehr viele mehr, je nach der Fallkonstellation) sind Überlegungen, die in die abschließende Würdigung unserer Obduktionsergebnisse mit eingehen. Dazu bedarf es natürlich einer möglichst genauen Kenntnis der persönlichen und medizinischen Vorgeschichte des Betreffenden. Und es bedarf eben einer Art besonderer Empathie mit den Toten. Begriffe wie »Anwalt der Toten« oder »Detektiv in Weiß« sind zwar völlig daneben (vgl. Irrtum Nr. 2), aber wir sind nun mal eine der letzten Instanzen, die den Verstorbenen so etwas wie eine Stimme geben, und das kann man nur, wenn man andere Menschen schätzt. Auch wenn man sie nie zu Lebzeiten kennengelernt hat.

IRRTUM NR. 5

Eine »Virtopsy«, die virtuelle Obduktion mittels Computertomografie, macht eine »echte« Obduktion überflüssig

Die Computertomografie und die damit existierende Möglichkeit, virtuelle Obduktionen durchzuführen, hat seit Anfang der Nullerjahre die Rechtsmedizin revolutioniert. Zwar hat noch nicht jedes rechtsmedizinische Institut in Deutschland einen Computertomografen, aber der Trend geht ganz eindeutig in diese Richtung. In unserem Institut verfügen wir seit 2011 über einen eigenen Computertomografen direkt im Sektionstrakt, in einem speziell dafür vorgesehenen Raum, der die entsprechenden Anforderungen für den Strahlenschutz erfüllt. Dort können wir die Befunde direkt aus dem angrenzenden Sektionssaal abrufen. Der Computertomograf selbst entspricht den Geräten in radiologischen Praxen und in größeren Orthopädiezentren; es ist also nicht ein speziell für unsere postmortalen Belange entwickelter Scanner.

Die computertomografische Untersuchung von Toten vor der eigentlichen Obduktion hat viele Vorteile. Gerade bei mehrfachen Knochenfrakturen oder bei Schuss-

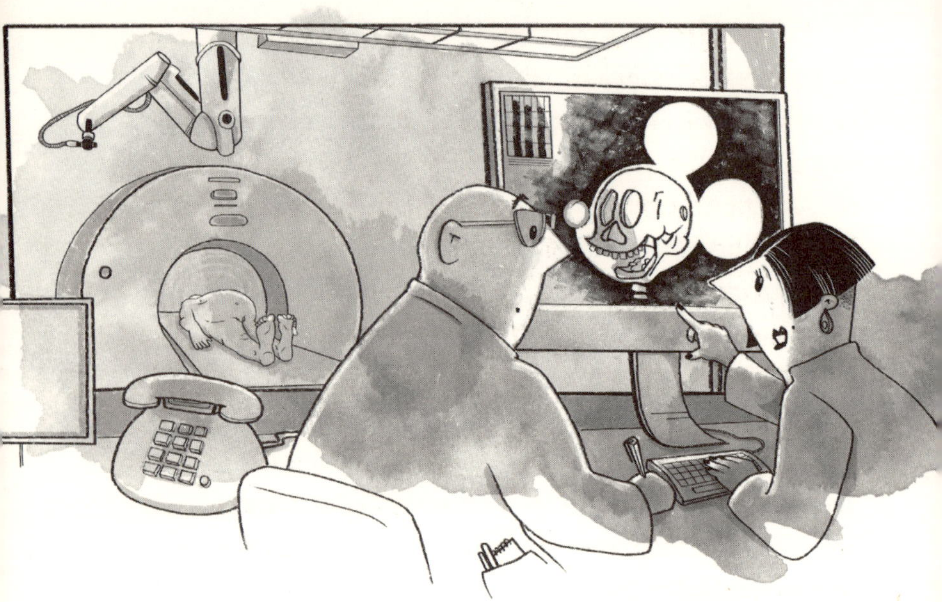

verletzungen mit Verbleib eines oder mehrerer Projektile im Körper kann bei der nachfolgenden Obduktion viel präziser vorgegangen werden, weil die Obduzenten schon vor dem ersten Schnitt wissen, was sie erwartet. Außerdem werden die Ergebnisse der postmortalen computertomografischen Untersuchung quasi »für die Ewigkeit« konserviert, denn das digitale Bildmaterial ist, richtig gesichert und archiviert, zu jedem späteren Zeitpunkt abrufbar; es lässt die Obduktionsbefunde somit immer wieder auferstehen und macht sie (und damit auch die Güte der Arbeit der Obduzenten!) einer erneuten Überprüfung zugänglich. Dies ist ein immenser Vorteil, denn bei der eigentlichen Obduktion nach der Computertomografie werden diese Befunde ja komplett zerstört. Man kann zum Beispiel virtuell mittels Computertomografie die Kopfhaut entfernen und, ehe auch nur ein einziger Schnitt am Leichnam gesetzt wurde, bereits etwas zu knöchernen Verletzungen des Schädeldachs und durch die Dreidimensionalität der Darstellung auch etwas zu einem möglichen Tatwerkzeug sagen.

Eine virtuelle Obduktion mittels Computertomografie ist in der deutschen Strafprozessordung (StPO) allerdings noch überhaupt nicht vorgesehen, obwohl diese Untersuchungstechnik seit nunmehr fast 20 Jahren in der rechtsmedizinischen Routine zum Einsatz kommt – allerdings nur an größeren rechtsmedizinischen Standorten. In der StPO heißt es in Paragraf 89 zum Umfang der Leichenöffnung: *Die Leichenöffnung muss sich, soweit der Zustand der Leiche dies gestattet, stets auf die Öffnung der Kopf-, Brust- und Bauchhöhle erstrecken.* Eine Alternative zum Schneiden ist derzeit also nicht vorgesehen. Wenn moderne bildgebende Verfahren wie die Computertomografie in der deutschen Rechtsmedizin aber flächendeckend Einzug gehalten haben werden, wird der Gesetzgeber irgendwann nachziehen und zumindest in Ausnahmefällen (zum Beispiel religiöse Aspekte; ausländische Staatsbürger, die in Deutschland getötet wurden und in ihrem Heimatland in jedem Fall obduziert werden; eine vom Leichnam ausgehende Infektionsgefahr für die Obduzenten etc.) eine virtuelle Obduktion als Alternative zu einer »echten« Obduktion vorsehen müssen.

Trotzdem wird die virtuelle Obduktion noch sehr lange Zeit nur eine Ergänzung und nicht mehr – aber auch nicht weniger – als ein nützliches Hilfsmittel zu der eigentlichen gerichtlichen Obduktion bleiben. Denn ein computertomografischer Nachweis einer tödlichen Intoxikation ist bisher noch nicht möglich. Dafür benötigen unsere Toxikologen Gewebe und Körperflüssigkeiten des Toten, und die sind eben nur mit Messer und Schere zugänglich.

IRRTUM NR. 6

Wasserleichen treiben auf der Wasseroberfläche und mit dem Gesicht nach oben

Ein weiterer Irrtum und zugleich eine klassische Szene, die immer wieder in deutschen Fernsehkrimis vorkommt: Ein Toter treibt auf der Wasseroberfläche, mit dem Gesicht beziehungsweise der Körpervorderseite nach oben. Und das am besten auch noch in einem Swimmingpool (was die Szenerie überschaubarer macht und den Gegebenheiten am Filmset entgegenkommt) wie zum Beispiel in der *Tatort*-Folge »Zorn Gottes« mit Wotan Wilke Möhring als Kriminalhauptkommissar Thorsten Falke, die erstmals am 20. März 2016 gesendet wurde. In diesem Fall fiel der Tote vom Himmel (nämlich aus dem Fahrwerk eines Passagierflugzeugs, wo die Leiche versteckt worden war) und landete aus einigen Tausend Metern Fallhöhe direkt in einem privaten Swimmingpool. Hier trieb der Tote dann, trotz Aufschlag auf die aus dieser Höhe steinharte Wasseroberfläche … wie wohl? Richtig, mit dem Gesicht nach oben.

In der Realität sieht es allerdings anders aus. Fast alle Ertrinkenden (um dann kurze Zeit später von Ertrunkenen zu sprechen) gehen sofort im Wasser unter. Dasselbe gilt im Prinzip auch für Verstorbene, die erst nach ihrem Tod, aus welchen Gründen auch immer, ins Wasser gelangen – auch wenn beiden Konstellationen unterschiedliche Ursachen zugrunde liegen.

Zunächst zum Ertrinkenden beziehungsweise im Verlauf des Geschehens Ertrunkenen: Ertrinken ist ein Ersticken durch Einatmen von Wasser, das die Atemwege, wie es der Mediziner nennt, »verlegt«.

Das bedeutet, dass keine normale Atmung mehr möglich ist, weil die Atemwege (Luftröhre, Bronchien) mit Wasser gefüllt sind. Der eigentliche Ertrinkungsvorgang bis zu dem Zeitpunkt, an dem das Herz irreversibel aufhört zu schlagen und der Betreffende klinisch tot ist, dauert zwar einige Minuten, die Bewusstlosigkeit setzt beim Ertrinkenden allerdings schon viel schneller ein. Beim Ertrinken atmet der Betreffende Wasser ein. Schon nach weniger als einer Minute führt der dadurch entstehende Sauerstoffmangel im Gehirn zur Bewusstlosigkeit und damit zur Handlungsunfähigkeit, was bedeutet, dass der gerade Ertrinkende sich nicht mehr aus eigener Kraft retten kann.

Mit Luft gefüllte Lungen (das Lungenvolumen beträgt bei Erwachsenen etwa 4 bis 6 Liter) bei einem gesunden Schwimmer bewirken, dass er an der Wasseroberfläche bleibt; sie verleihen dem Körper Auftrieb. Wenn Wasser in die Lungen gelangt, was beim Ertrinkungsvorgang naturgemäß passiert (da der Betreffende zunächst unter Wasser noch die Luft anhält, dann aber dem spontanen

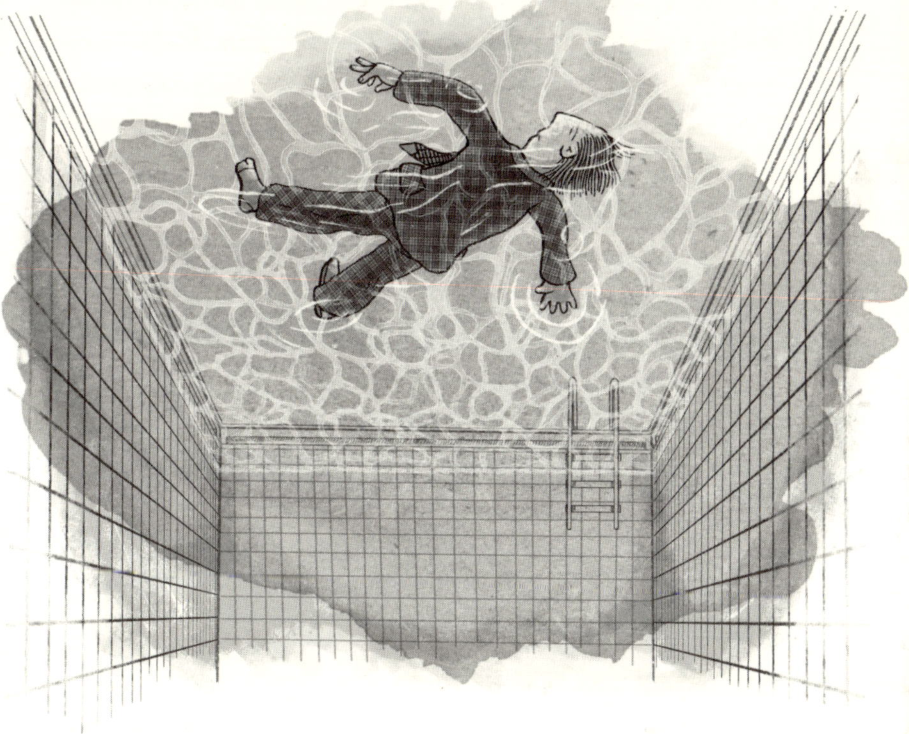

Atemreflex nachgeben muss und unter Wasser einatmet), ist das nicht mehr der Fall. Der Körper geht folglich unter, da ihm der Auftrieb durch die luftgefüllten Lungen fehlt.

Hierzu passen auch die gelegentlichen Zeitungsberichte, wenn es in Schwimmbädern zu tödlichen Ertrinkungsfällen von Kindern kommt. Darin werden Zeugen zitiert, die das Kind auf dem Grund des Schwimmbeckens liegend sahen beziehungsweise fanden (denn in Schwimmbädern herrscht im Gegensatz zu freien Gewässern keine Unterströmung, die den Leichnam mit sich zieht). Gerade bei vollständig bekleideten Personen kommt der Umstand dazu, dass die Kleidung sich innerhalb kürzester Zeit mit Wasser vollsaugt und den Betreffenden zusätzlich hinabzieht.

In Seen oder Flüssen, in denen Strömungen in verschiedenen Wassertiefen vorherrschen, treibt eine Wasserleiche zwar im Wasser, allerdings nicht direkt an der Oberfläche, sondern unter Wasser, in der Regel direkt über dem Grund des jeweiligen Gewässers. Und der Tote treibt nicht etwa mit dem Gesicht und Oberkörper nach oben in Rückenlage, sondern mit dem Gesicht nach unten, also in Bauchlage. Kopf und Extremitäten hängen herab, stabilisieren die Position des Körpers in Bauchlage und wirken dabei fast wie der Kiel eines Schiffes, der den Rumpf stabilisiert. Durch dieses Treiben entstehen bei Wasserleichen auch die typischen »Treibverletzungen«. Die am Grund entlangschleifenden Körperpartien wie Gesicht, Handrücken, Knie oder Fußspitzen sind von diesen Schleifverletzungen betroffen. Dabei kann es sogar dazu kommen, dass am Handrücken und den Zehen durch die Grundberührung dieser Körperteile bei steinigem Gewässerboden Hand- und Zehenknochen frei liegen oder sogar abgeschliffen sind.

Somit kann die Interpretation von Verletzungen bei Wasserleichen den Rechtsmediziner vor erhebliche Probleme stellen. Denn sie können sowohl von Kampfhandlungen herrühren, die stattfanden, als der Betreffende sich noch gar nicht im Wasser befand, oder auch beim Sturz ins (flache) Wasser entstanden sein; sie können vom Kontakt des Leichnams mit einer Schiffsschraube stammen oder eben einfach nur postmortale Treibverletzungen darstellen.

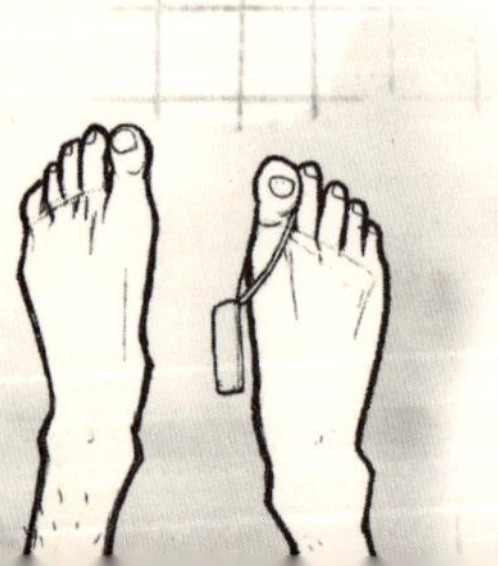

IRRTUM NR. 7

Bei Ertrunkenen findet man bei der Obduktion Wasser in den Lungen

Das ist zwar eine naheliegende, aber völlig irrige Vorstellung, die häufig nicht nur im Fernsehen, sondern auch in Zeitungsartikeln propagiert wird. Das Gegenteil ist vielmehr der Fall. Beim Ertrinken in Süßwasser sind die Schnittflächen der Lungen völlig trocken – also in über 90 Prozent aller Fälle von Ertrunkenen, die in der Rechtsmedizin untersucht werden. Denn fast alle Wasserleichen, die bei uns auf dem Sektionstisch landen, werden aus Seen, Flüssen, Schwimmbädern, privaten Pools oder der Badewanne geborgen. Und genau diese trockenen Lungen, die zudem noch »balloniert« erscheinen, also überbläht, weil sie prall mit Luft gefüllt sind, sind *das* entscheidende Kriterium, das dem Rechtsmediziner die Diagnose eines Ertrinkungstodes ermöglicht und damit ein nachträgliches Ins-Wasser-Gelangen einer bereits toten Person ausschließt. Aber der Reihe nach. Beim Ertrinken wird zwar Wasser eingeatmet, es befindet sich somit zu diesem Zeitpunkt auch in der Luftröhre und den Bronchien und gelangt von dort aus in die Lungen-

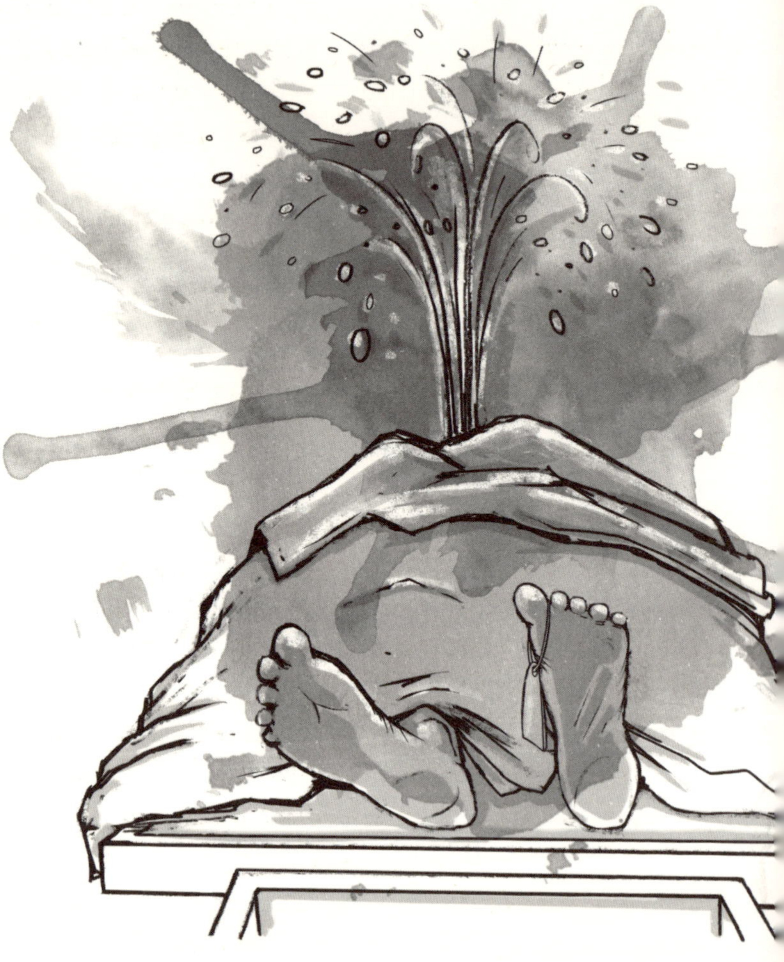

bläschen, die für den Gas- beziehungsweise Sauerstoffaustausch verantwortlich sind; allerdings ist das Wasser nur ganz kurze Zeit in den Atemwegen und Lungen. Süßwasser ist im Gegensatz zum Blut des Menschen eine

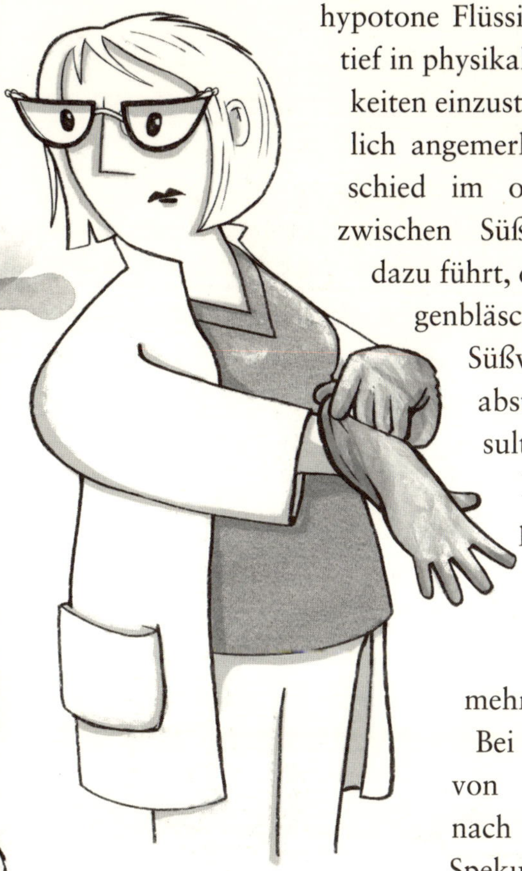

hypotone Flüssigkeit. Um nicht zu tief in physikalische Gesetzmäßigkeiten einzusteigen, sei hier lediglich angemerkt, dass der Unterschied im osmotischen Druck zwischen Süßwasser und Blut dazu führt, dass das in die Lungenbläschen eingeatmete Süßwasser in das Blut abströmt. Daraus resultieren die trockenen Lungen. Zum Zeitpunkt der Obduktion Ertrunkener ist Wasser in den Lungen somit nicht mehr nachzuweisen.

Bei vielen Todesfällen von Prominenten, die nach wie vor Anlass zu Spekulationen und Verschwörungstheorien geben, handelt es sich um tot im Wasser aufgefundene Personen. Zum Beispiel der bayerische »Märchen«-König Ludwig II., der 1886 unter unklaren Umständen im Starnberger See ums Leben kam. Oder die amerikanische Schauspielerin Natalie Wood, die 1981 nach einer Auseinandersetzung mit ihrem Ehemann, dem Schauspieler Robert Wagner, bei einem gemeinsamen Jachtausflug schließlich im seichten Wasser des Strandes der Insel Santa Catalina vor Kalifornien tot aufgefunden wurde. Dieser nach wie vor mysteriöse Todesfall ging zuletzt Anfang 2018 noch einmal durch die Medien, da sich neue Verdachtsmomente gegen Wagner ergeben hatten, weil ein damaliger Zeuge ihn mit einer erneuten Aussage nunmehr mit dem Tod von Natalie Wood in Verbindung brachte. Aber auch eher unbekannte Menschen wie der HSV-Manager Timo Kraus, der Januar 2017 nach einer Feier im Bereich der Hamburger Landungsbrücken spurlos verschwand und dessen Leiche erst knapp zwölf Wochen später Ende März aus dem Hamburger Hafen geborgen werden konnte, erregen breites öffentliches Aufsehen, wenn ihr Verschwinden oder Tod im Zusammenhang mit dem Medium Wasser stehen.

Wer allerdings denkt, dass sich die meisten Ertrinkungsfälle in den Bundesländern ereignen, die an die Nord- und Ostsee grenzen, irrt. Die traurige Rangfolge der Bundesländer, in denen die meisten Menschen ertrinken, führt Bayern an, gefolgt von Baden-Württemberg, Niedersachsen, Nordrhein-Westfalen und Mecklenburg-Vorpommern.

Eines meiner eindrücklichsten Erlebnisse im Zusammenhang mit Wasserleichen ist übrigens die Erkenntnis, dass es sich bei den auf Helgoland (wo ich viele Jahre von der Hamburger Rechtsmedizin aus obduziert habe) am Strand angespülten Toten um die folgende, immer wiederkehrende Konstellation handelte: *1. Mann mittle-*

ren Alters, 2. Unterkörper entblößt beziehungsweise Fehlen von Hose und Unterhose und 3. höhergradige Alkoholisierung zum Zeitpunkt des Todes. Des Rätsels Lösung? Die Betreffenden waren alle als Hochseesegler reichlich angetrunken einem dringenden Bedürfnis nachgegangen, hatten mit heruntergelassener Hose und Unterhose über die Reling uriniert und waren bei ordentlichem Seegang über Bord ihres Segelschiffs gegangen, dann ertrunken und irgendwann mit der Strömung auf der Nordseeinsel in der Deutschen Bucht angespült worden. Frei nach dem alten Seglermotto: »Trinkt der Skipper morgens Rum, wird das Achterwasser krumm.«

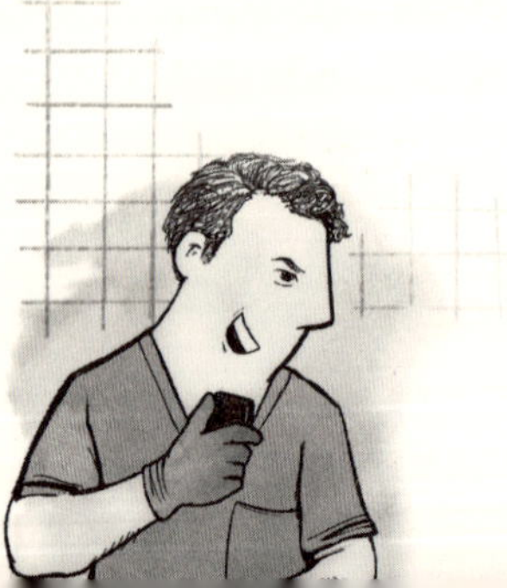

IRRTUM NR. 8

Verdächtige werden verhört

Immer wieder werden »Verdächtige« in Kriminalromanen oder Fernsehkrimis von Kriminalbeamten »verhört«. Es gibt kaum einen sonntäglichen *Tatort,* in dem diese beiden Worte nicht mindestens einmal in irgendeinem Zusammenhang fallen. Allerdings ist die Verwendung beider Begriffe in diesem Zusammenhang völlig unpassend – um nicht zu sagen: eigentlich falsch. Tatsächlich werden Polizeibeamte eine Person, die im Verdacht steht, eine Straftat begangen zu haben oder in irgendeiner Form an ihr beteiligt gewesen zu sein, nur selten als »Verdächtigen« bezeichnen, denn dieser Begriff ist vom deutschen Gesetzgeber eigentlich nirgendwo vorgesehen. Die Beamten sprechen vielmehr bei einer Person, gegen die ein strafrechtliches Ermittlungsverfahren läuft, von einem »Beschuldigten«. Genauso sind die Begriffe »Verhör« und »verhören« nirgendwo in Polizeihandbüchern oder Gesetzbüchern vorgesehen. Im Gegenteil, diese Begriffe werden im deutschen Polizeijargon sogar tunlichst vermieden, da sie viel zu eng mit der staatlichen Willkür des Polizeiapparats im Dritten Reich, insbesondere der Geheimen Staatspolizei (Gestapo) und deren gewaltsamen Verhörmethoden assoziiert werden. Die korrekte Bezeichnung für das, was Krimischreiber und Drehbuchautoren damit eigentlich meinen, ist »Vernehmung« beziehungsweise »vernehmen«. Vernommen werden Zeugen zu ihren Beobachtungen oder Wahrnehmungen im Zusammenhang mit einer Straftat, oder eben die oben erwähnten Beschuldigten werden einer Vernehmung unterzogen.

Eine polizeiliche Vernehmung gliedert sich übrigens in zwei Teile, die Vernehmung zur Person und die Vernehmung zur Sache. Zu den Angaben zur Person ist man verpflichtet (auch wenn nicht jeder Beschuldigte dieser Pflicht nachkommt). Die Angaben zur Sache sind dagegen freiwillig. Die Vernehmung eines Zeugen oder Beschuldigten spielt sich auch nicht, wie Krimiautoren und Fernsehmacher es gelegentlich inszenieren, zwischen Tür und Angel ab. Sie erfolgt nicht aus dem Stand heraus in Form eines eher spontanen Dialogs, in dessen Verlauf den Ermittlern ganz nebenbei entscheidende Fakten in die Hände gespielt werden. Und nebenbei bemerkt: Gute Vernehmungstaktik ist jahrelang hart antrainiertes, wissenschaftlich abgesichertes Handwerkszeug von Polizeibeamten. Die Vernehmung zur Sache ist – wenn der Beschuldigte nicht gemäß Paragraf 136 der Strafprozessordnung von seinem Aussageverweigerungsrecht zu dem mutmaßlichen Tatgeschehen Gebrauch macht – häufig in zwei Komplexe strukturiert. Im ersten Vernehmungskomplex geht es um ein neutrales, nicht mit der Ord-

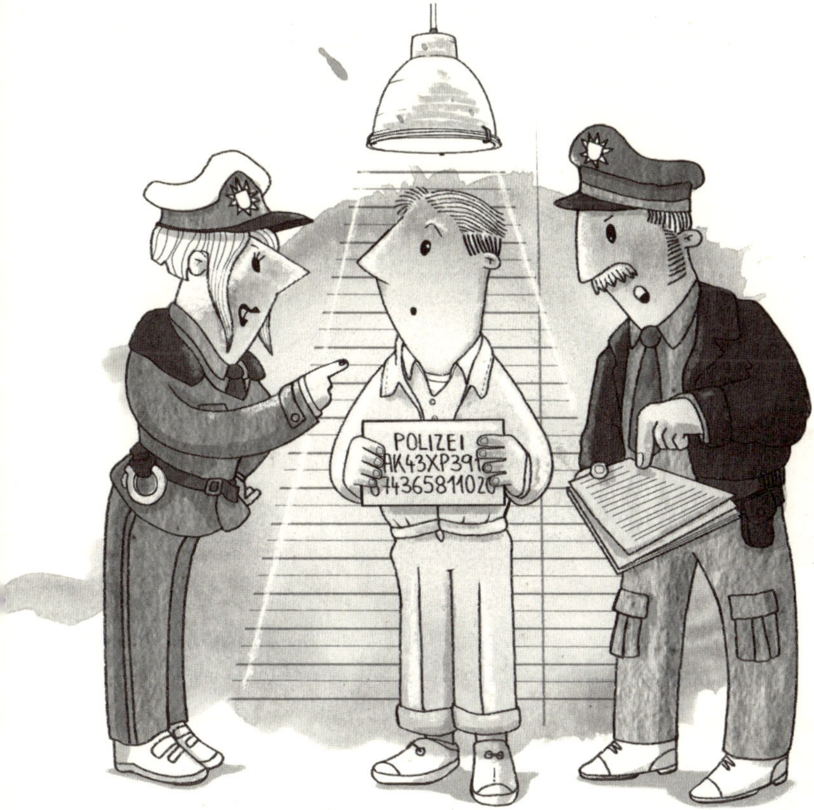

nungswidrigkeit oder Straftat in Zusammenhang stehendes Thema. Meist wird dabei ein sachliches Thema aus einem persönlichen Lebensbereich des zu Vernehmenden gewählt. Dieser erste Vernehmungskomplex dient als Vorbereitung für den zweiten Vernehmungskomplex. Da die Wahrscheinlichkeit sehr hoch ist, dass der Vernommene zu dem neutralen Thema (zum Beispiel zu Stationen seiner Lebensgeschichte, zu seinen Freizeitinteressen, zu aktuellen Ereignissen aus der Tagespresse oder seinem privaten Umfeld) die Wahrheit sagt, kann der vernehmende Polizeibeamte oder Staatsanwalt das Gesprächsverhalten des Vernommenen zum neutralen Thema später mit seinem Gesprächsverhalten zum tatrelevanten Bereich vergleichen.

Der Ermittler lässt sich zum Beispiel bei der Befragung zu dem neutralen Thema eine Situation oder ein Gespräch möglichst detailliert schildern. So kann er nicht nur etwas über die Beobachtungs- und Auffassungsgabe und die Erzählweise, sondern auch einiges über die Persönlichkeit des Befragten in Erfahrung bringen. Dann bittet er den Zeugen oder Beschuldigten, das Geschilderte in umgekehrter Reihenfolge zu berichten, um zu überprüfen, ob der Betreffende dazu in der Lage ist. Ist dies der Fall, kann der Beamte im zweiten Vernehmungskomplex zur Ordnungswidrigkeit oder Straftat beurteilen, ob der Vernommene glaubhaft ist, wenn er nämlich auch hier, ohne lange zu überlegen, zu tatrelevanten Zusammenhängen detailliert Stellung nehmen kann. Solche Techniken gibt es viele in der Vernehmungstaktik. Zum Beispiel ist jemand unglaubwürdig, wenn er zum neutralen Thema detailreich und ausschweifend Sachverhalte schildert, im zweiten Vernehmungskomplex zu einer Tat dagegen wortkarg und zurückhaltend ist und sich sein Verhalten (Gestik, Mimik, Blickkontakt) deutlich von dem im ersten Vernehmungskomplex unterscheidet.

Verlässliche Angaben von Zeugen und Beschuldigten sind nicht nur für die ermittelnden Kriminalbeamten bei vollendeten oder versuchten Tötungsdelikten oder dem Verdacht auf ein solches unentbehrlich, sondern auch für die rechtsmedizinische Beurteilung komplexer Tathandlungen. Gerade bei unterschiedlich alten Verletzungen oder Verletzungen, die von verschiedenen Tatwaffen herrühren, kann die Obduktion zwar konkrete Befunde liefern, eine rechtsmedizinische Einordnung im Gesamtkontext des Geschehens, gerade in einer Gerichtsverhandlung, ist ohne diese Hintergrundinformationen allerdings in vielen Fällen nicht möglich.

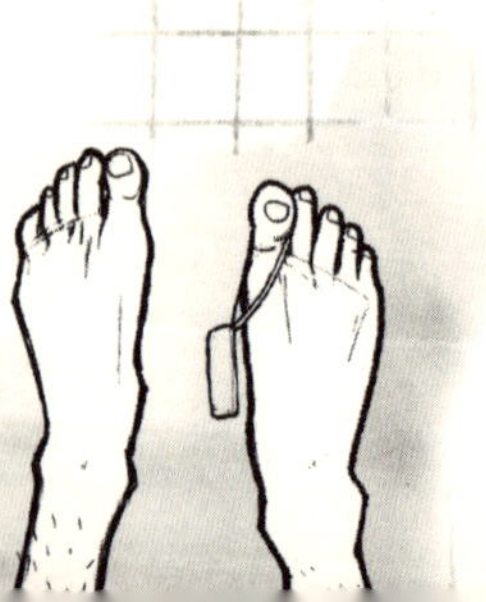

IRRTUM NR. 9

Autoerotik findet im Auto statt

Ja, das könnte man meinen, aber der Begriff ist irreführend und hat mit einem Pkw überhaupt nichts zu tun. Mit »Autoerotik« ist in der Rechtsmedizin nicht etwa ein intimes Beisammensein zweier Personen in einem Pkw gemeint, sondern eine erotische, meist masturbatorische Betätigung einer Einzelperson. Denn definitionsgemäß ist der Begriff Autoerotik für die Handlungen nur einer einzelnen Person reserviert. Wenn das Geschehen einen tödlichen Ausgang nimmt, was nicht ganz so selten vorkommt, spricht man von einem tödlichen autorerotischen Unfall. Die ersten detaillierten Beschreibungen solcher nicht absichtlich herbeigeführten Todesfälle bei Masturbationshandlungen und/oder sexueller Stimulation finden sich bereits vor über hundert Jahren in der rechtsmedizinischen Fachliteratur. Autoerotische Betätigungen haben offenbar bis heute weder für Autoerotiker noch für Rechtsmediziner ihre Faszination verloren – was eine Literaturrecherche im neueren internationalen Schrifttum der Rechtsmedizin bestätigt. Es ist schier unglaublich, mit welchem Einfallsreichtum die Betreffenden vorgehen – getrieben von absurden sexuellen Fantasien und fetischhaftem Einfallsreichtum. Das Spektrum reicht dabei von grotesker Dekoration, transvestitischer Bekleidung, Drosselungs- und Hängevorrichtungen, Gesichtsmasken zur Inhalation von Narkotika, (Selbst-)Fesselung, Knebelung, Farbbeschmierung, Ganzkörperumwicklung mit Schmelzkäse, Hineinzwängen der Betreffenden in Fliegeroveralls oder Trockentauchanzüge, elektrische Reizvorrichtungen der Genitalien – was alles definitiv noch die harmloseren Varianten sind – bis hin zu Selbstverstümmelungen, Eröffnen der Bauchdecke zum Zwecke der sexuellen Stimulation, Aufnageln des eigenen Hodensackes auf Holzbretter oder aufwendigen Inszenierungen von Schlachthausszenen oder grotesken Unterwasserszenarien. Der Imagination sind keine Grenzen gesetzt, wenn es darum geht, sexuelle Befriedigung zu erlangen.

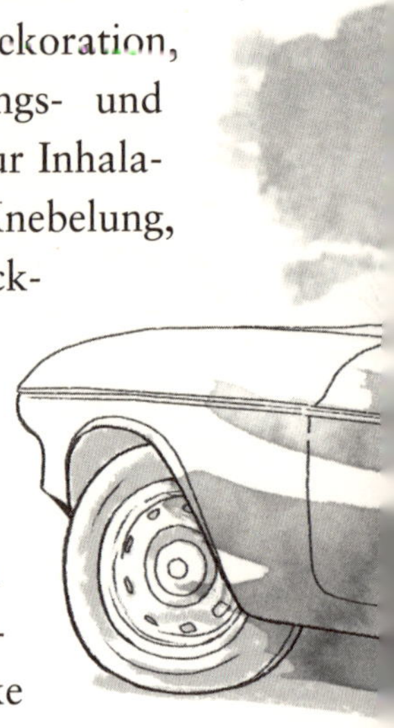

Autoerotische Handlungen sind weder verboten noch strafbar, trotzdem kommt die Rechtsmedizin bei Todesfällen im Zusammenhang mit Autoerotik regelmäßig ins Spiel, denn die Problematik in der Beurteilung von Unfällen besteht in der Schwierigkeit der Abgrenzung zwischen einem Unfall (also in diesen Fällen ein selbst verschuldetes, versehentlich tödlich ausgehendes Geschehen) und einem Suizid oder einem Tötungsdelikt. Diese Einordnung als Unfall, Suizid oder Tötungsdelikt ist aber

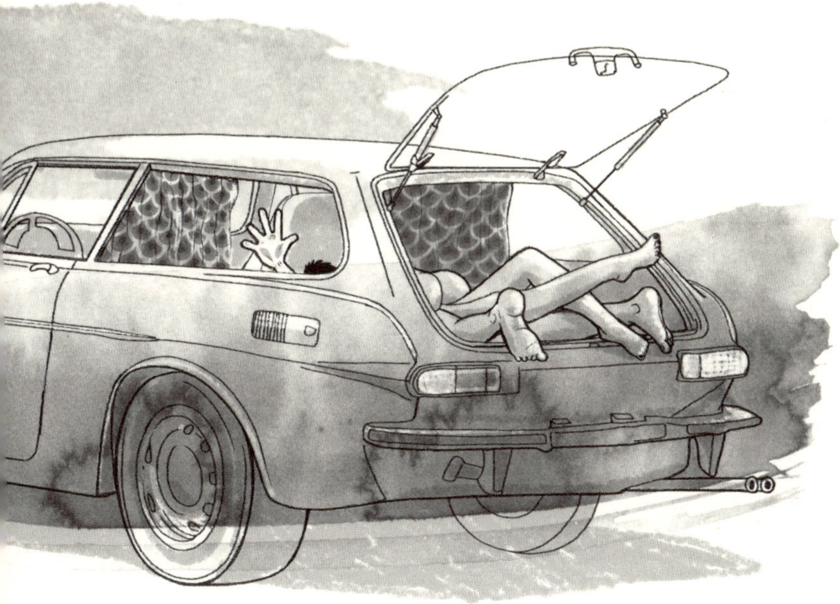

ganz entscheidend. Bei einem Unfall greift möglicherweise (je nach Vertrag und Klauseln auch bei solchen Fällen) eine Unfallversicherung, die dann die Hinterbliebenen finanziell absichert. Bei einem Suizid sind sämtliche Leistungen einer Unfallversicherung ausgeschlossen. Und bei einem Tötungsdelikt (denn die bizarr anmutenden Szenerien lassen häufig zunächst an ein Tötungsdelikt im Zusammenhang mit sadomasochistischen Handlungen mit Beteiligung einer weiteren Person denken) steht erst einmal die Suche nach dem oder den Tätern im Mittelpunkt. Nicht selten verändern übrigens Angehörige aus Scham die Umgebung des Toten, ehe sie die Polizei oder einen

Arzt rufen, und lassen Sexspielzeug, Fetischkleidung und Fesselungsutensilien verschwinden.

Es macht auf jeden Fall Sinn, einen Rechtsmediziner zum Leichenfundort zu rufen, wenn aufgrund der Auffindesituation eine klare Zuordnung – Unfall, Suizid oder Tötungsdelikt – nicht möglich ist. Rechtsmediziner haben nämlich in der Regel diesbezüglich größere Erfahrungen als Polizeibeamte, die mit solchen Fällen nur ein- oder zweimal in ihrer beruflichen Laufbahn konfrontiert werden. Entscheidende Hinweise auf einen autoerotischen Unfall können Besonderheiten in der Umgebung oder an der Leiche geben: Spiegel, erotische Fotos oder Texte, eine Videokamera oder ein männlicher Toter in Frauenkleidung. Das männliche Geschlecht überwiegt, das Verhältnis von bei autoerotischen Handlungen verstorbenen Männern zu Frauen ist 50:1. Vorsichtige Schätzungen gehen von jährlich 80 bis 100 Toten durch autoerotische Unfälle in Deutschland aus. Die Dunkelziffer kann durchaus um einiges höher sein. Das Phänomen findet sich bei Erwachsenen in allen Altersgruppen.

Todesursache ist ganz überwiegend eine Strangulation durch Erdrosseln oder Erhängen oder Ersticken unter Plastiktüten oder durch eine Brustkorbkompression in zu enger Kleidung (Fliegeroverall, Taucheranzüge mit zusätzlichen Gurtvorrichtungen etc.), Inhalation von Narkotika oder ein tödlicher Stromschlag durch eine Vorrichtung, die eigentlich zur Luststeigerung durch elektrische Stimulation der Genitalien vorgesehen war.

Warum macht ein Mensch so etwas? Die Steigerung

des Lustempfindens durch Sauerstoffmangel ist anscheinend das Hauptmotiv, sich selbst in eine so gefährliche Lage zu bringen. Sauerstoffmangel wirkt über bestimmte Transmittersubstanzen im Gehirn euphorisierend, ähnlich einem Drogenrausch. Und Sauerstoffmangel gibt dem Orgasmus anscheinend eine besondere Würze, den besonderen Kick. Gefährlich ist dabei, dass der Betreffende sich nicht mehr selbst retten kann, wenn er einmal ohnmächtig geworden ist. Die Folge ist unweigerlich der Tod.

Deshalb gilt auch hier wie so oft in der Rechtsmedizin: Don't try this at home.

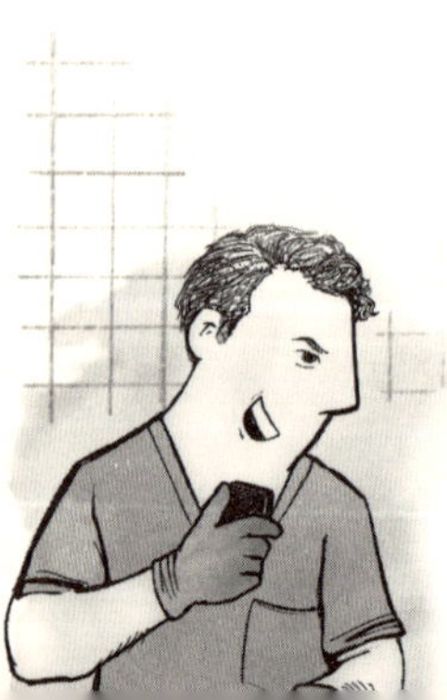

IRRTUM NR. 10

Bis ein Leichnam vollständig mumifiziert ist, vergehen viele Jahre

Moorleichen, die Gletscher-Mumie Ötzi, Inka-Mumien aus den Anden oder ägyptische Pharaonenleichen sind dafür nicht der Beweis, sondern belegen lediglich, dass mumifizierte Körper sich Jahrtausende halten können. Bei der Mumifikation menschlicher Leichen handelt es sich um die lederartige Vertrocknung und Verhärtung der gesamten Oberhaut. Der Rechtsmediziner unterscheidet die natürliche und die nicht natürliche Mumifikation. Bei Letzterer handelt es sich, wie es uns der Totenkult im antiken Ägypten am eindrucksvollsten veranschaulicht, um eine artifizielle Konservierung von Leichen zum Zweck ihrer Erhaltung durch Entzug des gesamten Körperwassers, um natürlichen Fäulnisprozessen entgegenzuwirken beziehungsweise diese gänzlich zu verhindern. Die natürliche Mumifikation hingegen ist eine starke Austrocknung eines Leichnams durch entsprechende Umwelteinflüsse (Umgebungstemperatur, Wind, Luftzug, Luftfeuchtigkeit), wodurch der Körper ebenfalls vollständig (oder bei Teilmumifikation zumindest partiell) ohne weiteres äußeres Zutun von Menschenhand erhalten bleibt. Die natürliche Mumifizierung von Leichen wird häufig im Innenbereich in der Nähe von Schornsteinen, Luftschächten oder Bodenräumen – hier bedingt durch warmen Luftstrom und ausgesprochen trockene Umgebung – oder in Wüstengebieten oder hoch gelegenen Steppengebieten beobachtet.

Wer aber nun meint, es dauere viele Jahre, bis ein Leichnam vollständig mumifiziert ist, der irrt. Es gibt wissenschaftlich abgesicherte Fallberichte in der rechtsmedizinischen Literatur, die von einer natürlichen Mumifizierung innerhalb von sehr kurzen Zeitspannen (10 bis 17 Tage) zeugen.

In einem von mir vor ein paar Jahren untersuchten Fall war ein 47 Jahre alter Mann in seiner Wohnung im dritten Stock eines mehrgeschossigen Wohnhauses vollständig mumifiziert aufgefunden worden. Anlass für die Öffnung seiner Wohnung und damit die Auffindung seines mumifizierten Leichnams war der Umstand gewesen, dass zunehmend Ungeziefer die darunter gelegene Wohnung bevölkert hatte – in einem Maß, dass dort die Deckenbeleuchtung immer lichtschwächer wurde, woraufhin die Mieter, ein älteres Ehepaar, einen Elektriker riefen. Dieser stellte beim Abbau der Glasschalen der Deckenbeleuchtung fest, dass die Leuchtmittel zwar einwandfrei funktionierten, die Glasschalen aber fast randvoll mit allerlei kleinem Getier wie Käfer, Fliegen und Schaben waren, die sich ihren Weg aus der darüber gelegenen Altbauwohnung vom Leichnam des verstorbenen

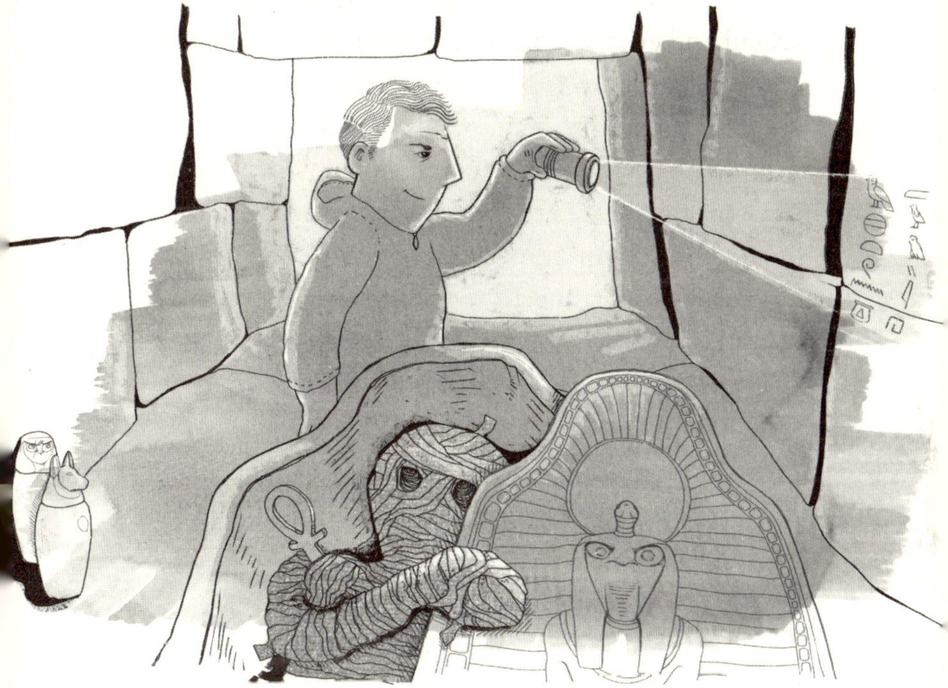

Mieters zwischen den Fugen des Dielenbodens in die Leuchtkörper gesucht hatten. Der Mann hatte knapp vier Monate keine Miete mehr bezahlt (was offensichtlich der zuständigen Hausverwaltung nicht aufgefallen war), ein Umstand, der zur Einschätzung der ungefähren Leichenliegezeit von knapp vier Monaten herangezogen werden konnte. In der Wohnung des Toten war es bei Auffindung des mumifizierten Leichnams ausgesprochen warm, trocken und leicht zugig gewesen. Eine Todesursache konnte ich nicht mehr feststellen, da sämtliche inneren Organe Insektenfraß zum Opfer gefallen waren.

In der Brust- und Bauchhöhle fanden sich massenhaft Käferlarven, und der Körper des Toten wog noch knapp 17 Kilogramm. Der Rechtsmediziner spricht bei solchen Fällen – ohne die geringste Ironie – von »natürlicher Mumifikation im häuslichen Milieu«, was mit wenigen Worten sowohl die Entstehung der Mumifikation als auch das Setting erklärt. Welche andere medizinische Fachdisziplin kann schon mit solchen wohlklingenden und treffenden Umschreibungen aufwarten?

IRRTUM NR. 11

Kataleptische Totenstarre ist zwar ein seltenes, in der Rechtsmedizin und bei der Leichenschau aber durchaus in Einzelfällen zu beobachtendes Phänomen

Nach dem Tod (hier gemeint: der irreversible, also nicht mehr rückgängig zu machende, Stillstand des Herzens) kommt es zunächst zu einer Erschlaffung der gesamten Muskulatur des Körpers, was dazu führt, dass sich der Körper der Schwerkraft entsprechend seiner Umgebung anpasst.

Das bedeutet, dass zum Beispiel eine Person, die zum Zeitpunkt des Todes steht oder geht, hinfällt und jemand, der im Sitzen stirbt, nach vorne, nach hinten oder zur Seite wegsackt. Nach etwa 20 bis 30 Minuten kommt es aufgrund von bislang noch nicht abschließend geklärten biochemischen Prozessen zu einer Erstarrung bzw. Versteifung der Muskulatur, sodass sich der Körper in die Position hinein, in der er erschlafft ist, versteift und fixiert wird. Acht Stunden nach Todeseintritt ist dieser Prozess der Muskelerstarrung des Körpers in etwa abgeschlossen.

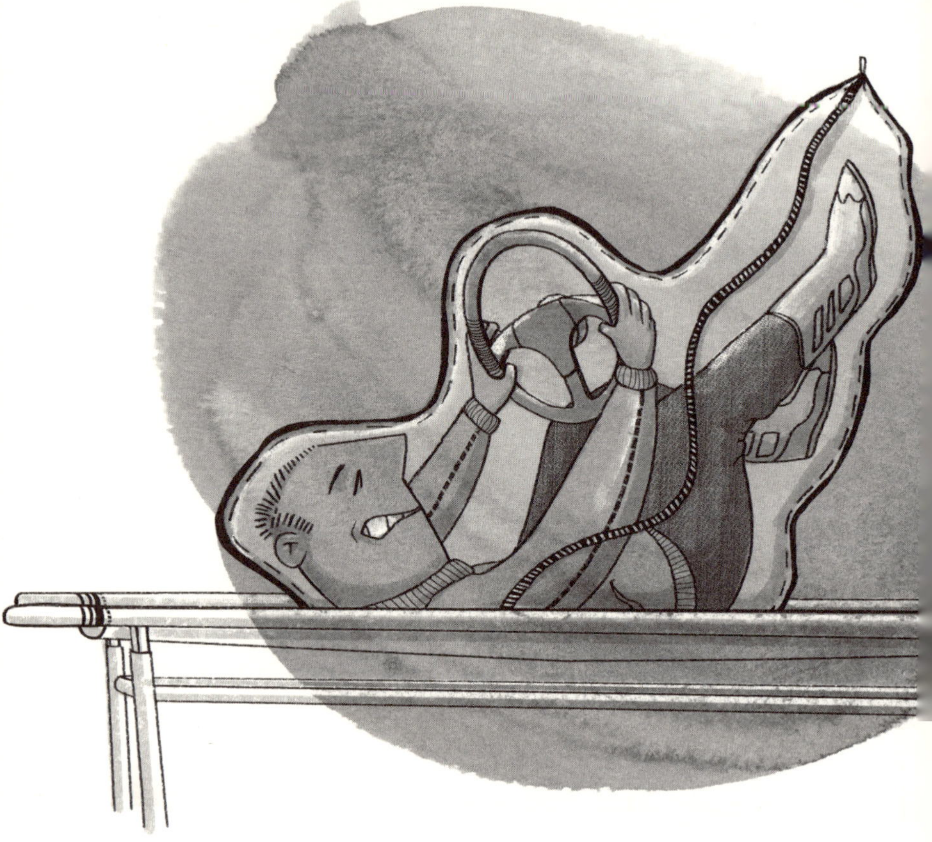

Der Begriff »kataleptische Totenstarre« bezieht sich auf eine Totenstarre, die angeblich augenblicklich mit dem Zeitpunkt des Todes eintritt und den Körper durch schlagartiges Erstarren in der letzten Körperposition hält – unabhängig und auch entgegen der Schwerkraft. Ein im Stehen Sterbender, bei dem die kataleptische Totenstarre einsetzt, würde also auch noch als Toter stehen bleiben. Das Phänomen der kataleptischen Totenstarre ist auch in Rechtsmedizinerkreisen höchst umstritten. In einigen angloamerikanischen Lehrbüchern der Rechtsmedizin wird es bis heute noch bejaht, während es seit den 1980er-Jahren in deutschen Lehrbüchern der Rechtsmedizin vehement bestritten wird.

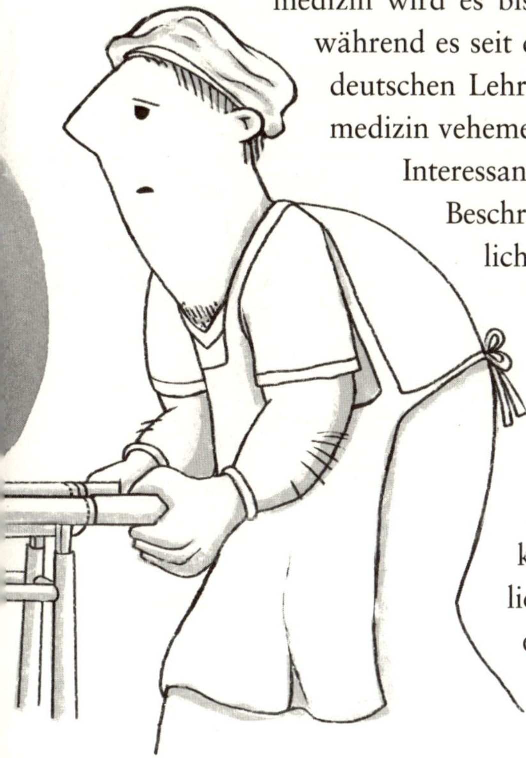

Interessant ist, dass ein Teil der Beschreibungen von angeblich gesicherten Fällen kataleptischer Totenstarre in die Zeit des Ersten Weltkriegs fällt. Dazu muss man kritisch anmerken, dass bei keinem dieser angeblich gesicherten Fälle eine nachträgliche Lageveränderung der Leichen, die offenbar eine kataleptische Totenstarre aufwiesen, durch Druckwellen von Artilleriegeschossen oder Plünderung der Toten, definitiv ausgeschlossen werden konnte. Die Annahme des Vorliegens einer kataleptischen Totenstarre beruhte in diesen Fällen darauf, dass zum Beispiel die Unterarme oder Unterschenkel bei auf dem Rücken liegenden Toten entgegen der Schwerkraft und allen physikalischen Gesetzmäßigkeiten angewinkelt waren. Insofern muss es korrekt heißen: Kataleptische Totenstarre ist ein nicht zu beobachtendes Phänomen und muss in das Reich der rechtsmedizinischen Fabeln verwiesen werden.

IRRTUM NR. 12

Man kann seinen Körper der Rechtsmedizin für wissenschaftliche Zwecke vermachen

Wer der Wissenschaft etwas Gutes tun möchte und den Gedanken, dass nach seinem Tode an ihm herumgeschnippelt wird, nicht zu abwegig oder gar verstörend findet, der mag auf die Idee kommen, seinen Körper für Forschungs- und Ausbildungszwecke an eine wissenschaftliche Einrichtung zu spenden. Vereinzelt haben mich solche Anfragen schon direkt erreicht, und zwar von Menschen, die ihren Körper für wissenschaftliche Zwecke der Rechtsmedizin vermachen wollten. Ich habe großen Respekt vor solchen Menschen, die so selbstlos mit ihrem Körper umgehen und sogar noch nach ihrem Tod etwas Gutes tun wollen, nur leider sind die Betreffenden bei der Rechtsmedizin da an der falschen Adresse. Für derlei Ansinnen sind in Deutschland anatomische Institute zuständig. Jede volljährige Person, die im Vollbesitz ihrer geistigen Kräfte ist, kann ihren Körper nach Unterzeichnung einer entsprechenden Vereinbarung mit dem betreffenden anatomischen Institut der Wissenschaft vermachen. Angehörige können eine solche Ver-

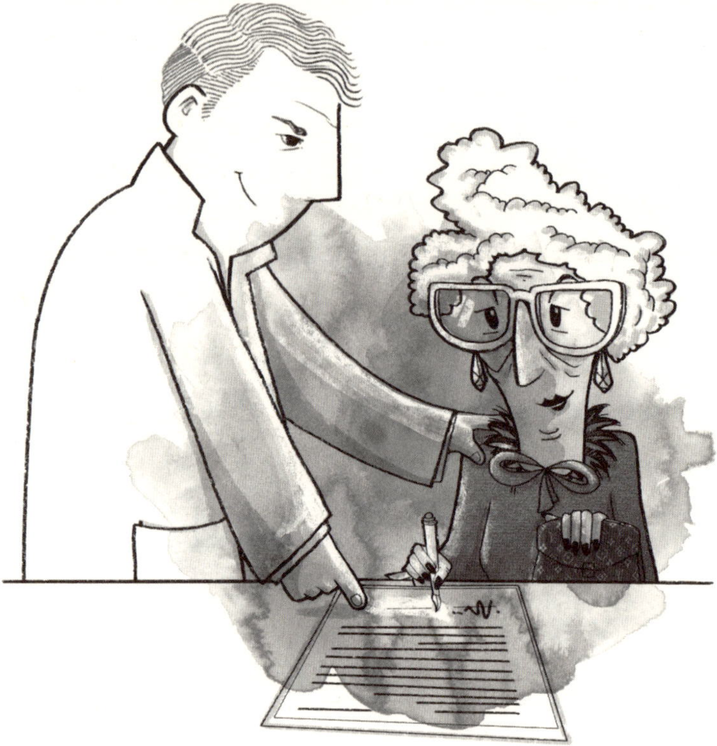

einbarung nach dem Tod des Körperspenders übrigens nicht aufheben beziehungsweise für nichtig erklären – hier gilt der Wille des Körperspenders postmortal fort. Einen finanziellen Vorteil hat der Körperspender davon nicht, denn im Gegenzug zur Überlassung des Körpers fließt zu Lebzeiten kein Geld. Und auch nach dem Tod ist die finanzielle Gegenleistung sehr überschaubar. Das anatomische Institut übernimmt in der Regel nur die Überführungs-, Kremations- und Bestattungskosten.

Im Übrigen dient die anatomische Sektion, quasi das große Finale des Prozesses der Körperspende, der Ausbildung von Medizinstudenten im anatomischen Präparationskurs und nicht der Feststellung der Todesursache oder irgendwelcher zu Lebzeiten bestandener pathologischer Veränderungen an den inneren Organen. Der Körper ist Studien- und Ausbildungsobjekt im anatomischen Institut und kommt hier, um zum Ausgangspunkt zurückzukehren, auch angehenden Rechtsmedizinern zugute, auch wenn diese am Anfang ihres Medizinstudiums noch gar nichts von ihrer späteren Berufung wissen. So war es zum Beispiel bei mir der Fall, denn mein Interesse für die Rechtsmedizin wurde erst in späteren Semestern geweckt; eine solide anatomische Basis für meine späteren Untersuchungen am Sektionstisch war da aber bereits gelegt.

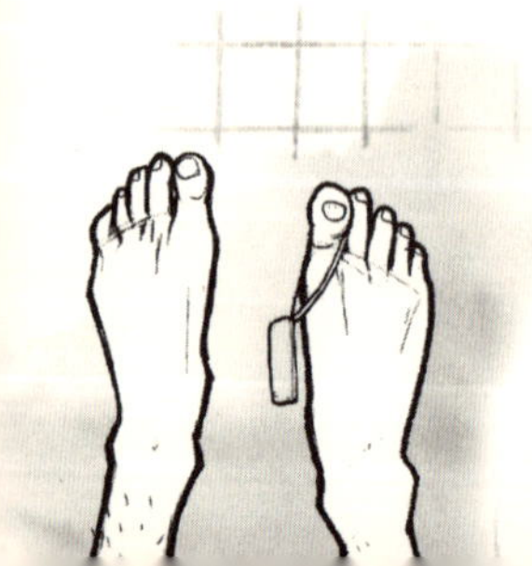

IRRTUM NR. 13

Es liegt immer nur ein Leichnam im Institut auf dem Sektionstisch; Rechtsmediziner haben für gewöhnlich nur wenig zu tun

Auch diese beiden Annahmen werden uns im sonntäglichen *Tatort* suggeriert. Dort liegt für gewöhnlich ein einsamer Toter, für die Freigabe durch den Jugendschutz sorgsam mit einem Tuch bedeckt, auf einem isolierten Sektionstisch. Der Rechtsmediziner ist zu jeder Tageszeit für die Mordermittler ansprechbar und erweckt sogar den Eindruck, als wäre er dankbar für jede Ablenkung und jede noch so absurde Frage, denn sonst – so scheint es zumindest – würde er sich aus Mangel an Arbeit im Institut zu Tode langweilen. Das ist allerdings nicht mal in rechtsmedizinischen Instituten mit weniger als 300 Obduktionen pro Jahr der Fall. Auch dort steht nicht nur ein Leichnam zur Untersuchung an, und es kommt niemand in die Verlegenheit, wegen Unterbeschäftigung Däumchen drehen zu müssen. In Berlin schon gar nicht, denn im Jahr 2016 haben wir insgesamt 1952 Leichenöffnungen vorgenommen und im Jahr 2018 insgesamt 2033 – das sind 5 bis 10, in Spitzenzeiten sogar bis zu 15

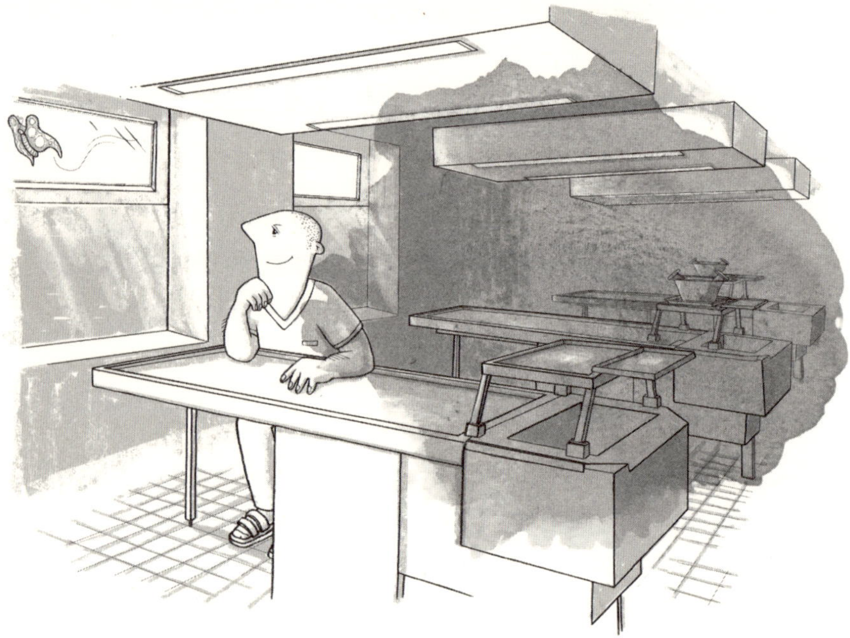

Obduktionen, pro Tag! Zusätzlich führen wir pro Jahr auch noch 15 000 äußere Leichenschauen in zwei Berliner Krematorien und 6000 weitere in einem Brandenburger Krematorium durch. Das sind im Durchschnitt noch mal 80 weitere Leichen pro Tag, die untersucht werden müssen. Die Vorstellung, es läge nur ein Leichnam pro Tag zur Untersuchung bereit, ist also völlig abwegig.

IRRTUM NR. 14

Die meisten Tötungsdelikte sind das Resultat ausgeklügelter krimineller Planungen; simple Beziehungstaten sind eher die Ausnahme als die Regel

Definitiv nicht. Die geistigen Fähigkeiten und der Einfallsreichtum von Mördern und Totschlägern werden gnadenlos überschätzt. Auch wenn uns Krimiautoren und Drehbuchschreiber da ganz andere Kost vorsetzen, ereignet sich der überwiegende Teil aller Tötungsdelikte nicht etwa im gutbürgerlichen Milieu, im Hochadel oder in wohlsituierten Industriellenfamilien, sondern im Alkoholiker- und Asozialenmilieu. Und damit meine ich nicht den im nationalsozialistischen Deutschland und unter dem DDR-Regime als Rechtsbegriff verwendeten Terminus »asozial«, der entsprechend vorbelastet ist, sondern eine Parallelgesellschaft, die außerhalb unserer bürgerlichen Normen existiert und unseren gesellschaftlichen und kulturellen Vorstellungen eines Miteinanders völlig entgegengesetzt ist – ein Milieu, in dem unsere Gesetze nicht gelten und brachiale Gewalt alltäglich ist. Dass es so etwas gibt, vielleicht nur ein paar Häuserblocks entfernt oder in dem großen Park um die Ecke, kann man sich aber natürlich nur schwer vorstellen, wenn man sich seine Kriminalgeschichten am Schreibtisch zwischen 10 und 15 Uhr bei Kanapees und Latte macchiato ausdenkt.

Bei Tötungsdelikten ist über die Hälfte der Täter und der Opfer zum Zeitpunkt der Tat hochgradig alkoholisiert (2,5 Promille und mehr), was rechtsmedizinische Obduktionssaalstudien regelmäßig aufs Neue belegen. Und fast immer stehen Täter und Opfer in einer persönlichen Beziehung zueinander; simple Beziehungstaten sind die Regel – ein Umstand, der den Kreis der Verdächtigen schon mal erfreulicherweise recht klein hält.

Die meisten Tötungsdelikte sind Affekttaten, die Handlung ergibt sich also als Reaktion auf eine (vielleicht auch nur vermeintliche) Aktion. Die eigentliche Tötungshandlung, beziehungsweise der Impuls dazu, ist spontan und nicht etwa von langer Hand geplant. Das zeigt sich auch am sogenannten Nachtatverhalten, das der Täter an den Tag legt. Ein raffiniert vorgehender Täter, der einen bis ins Detail ausgeklügelten Plan umsetzt, hat auch eine klare Vorstellung, wie er nach der Tötung seines Opfers vorgehen wird; er macht sich im Vorfeld der Tatausführung Gedanken über mögliche Fluchtwege, er überlegt, wie er unerkannt vom Tatort entkommen kann, wie er den Toten am besten beseitigt, damit dieser nicht so schnell gefunden wird, wie und wo er die Tatwaffe verschwinden lässt und wie er sich ein (falsches) Alibi für den Tatzeitraum beschafft. All das kennen wir

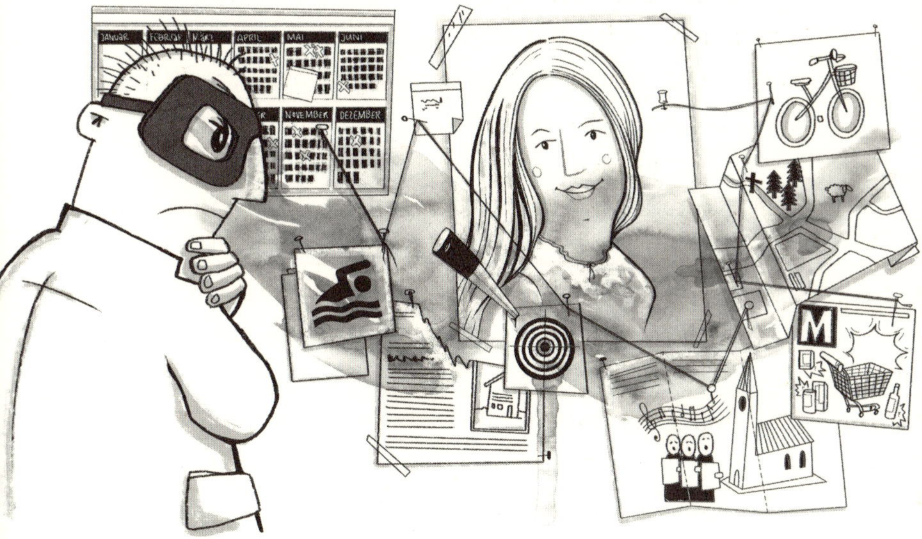

nur zu gut aus dem Fernsehen. In der Realität geht es allerdings deutlich schlichter zu. Das ist kein kriminelles Hochreck, sondern eher verbrecherisches Bodenturnen, was Mordermittlern und Rechtsmedizin da tagtäglich geboten wird. Täter werden von Überwachungskameras auf ihrer überstürzten Flucht vom Tatort gefilmt, der Täter verliert beim Kampf mit seinem Opfer persönliche Gegenstände, die die Polizei binnen kürzester Zeit auf seine Spur bringen, und die Tatwaffe trägt er zum Zeitpunkt seiner Festnahme noch bei sich. Willkommen im Leben, liebe Krimischreiber!

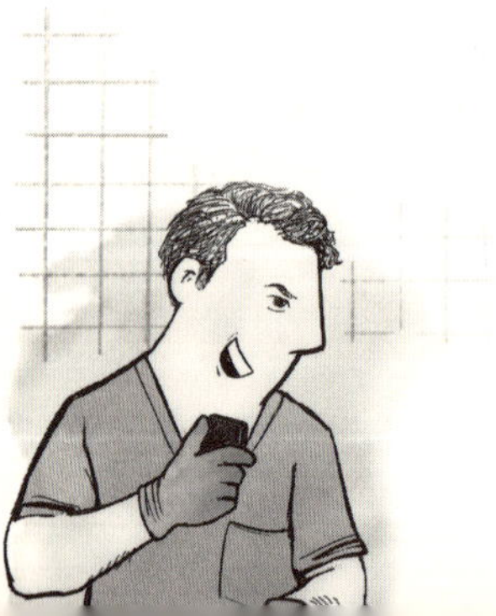

IRRTUM NR. 15

Die ärztliche Schweigepflicht erlischt nach dem Tod – für Rechtsmediziner gilt sie ohnehin nicht

Hierzu gibt es eine schöne Szene aus dem Münsteraner *Tatort* »Feierstunde«, der am 25. September 2016 seine Erstausstrahlung in der ARD hatte. Die Frau von Professor Harald Götz, einem Wissenschaftler und Kollegen des Rechtsmediziners Karl-Friedrich Boerne (Jan Josef Liefers) an der Medizinischen Fakultät der Universität Münster, hat sich mit einer Pumpgun in den Kopf geschossen (zumindest gehen zunächst alle von einem Suizid aus). Professor Boerne kommt auf einer von ihm ausgerichteten Feier mit dem Dekan der Medizinischen Fakultät ins Gespräch. Der Dekan fragt Boerne, ob Professor Götz auch noch kommen werde. Boerne antwortet ihm: »Ich kenne den Mann so gut wie nicht. (...) Ich habe heute seine Frau obduziert. Die hat sich mit einer Pumpgun ins Gesicht geschossen.« Und der Dekan entgegnet: »Ach, tatsächlich.«

So weit, so gut – nettes Geschwätz. Was die Filmschaffenden in dieser Szene allerdings völlig außer Acht lassen, ist die Tatsache, dass Boerne hier einen ganz klaren Bruch

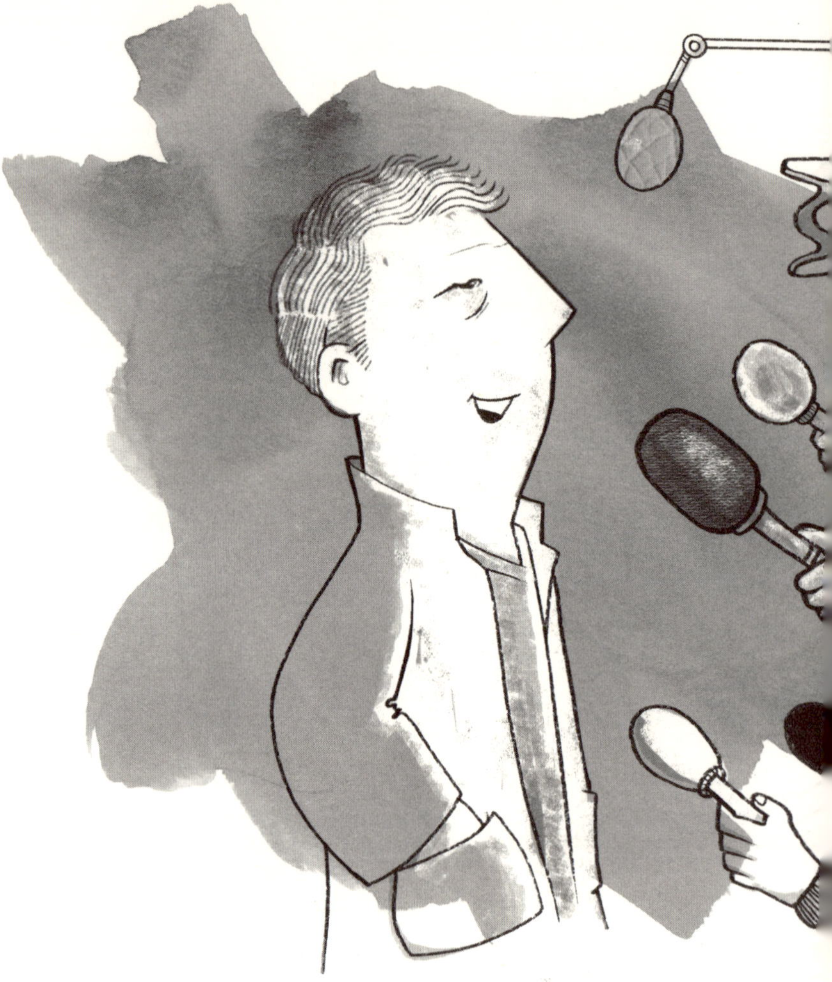

seiner ärztlichen Schweigepflicht begeht, was im realen Arztleben mit einer Geldstrafe oder sogar mit einer Freiheitsstrafe bis zu einem Jahr geahndet werden kann.

Die rechtlichen Grundlagen der ärztlichen Schweigepflicht finden sich unter anderem im Strafgesetzbuch in

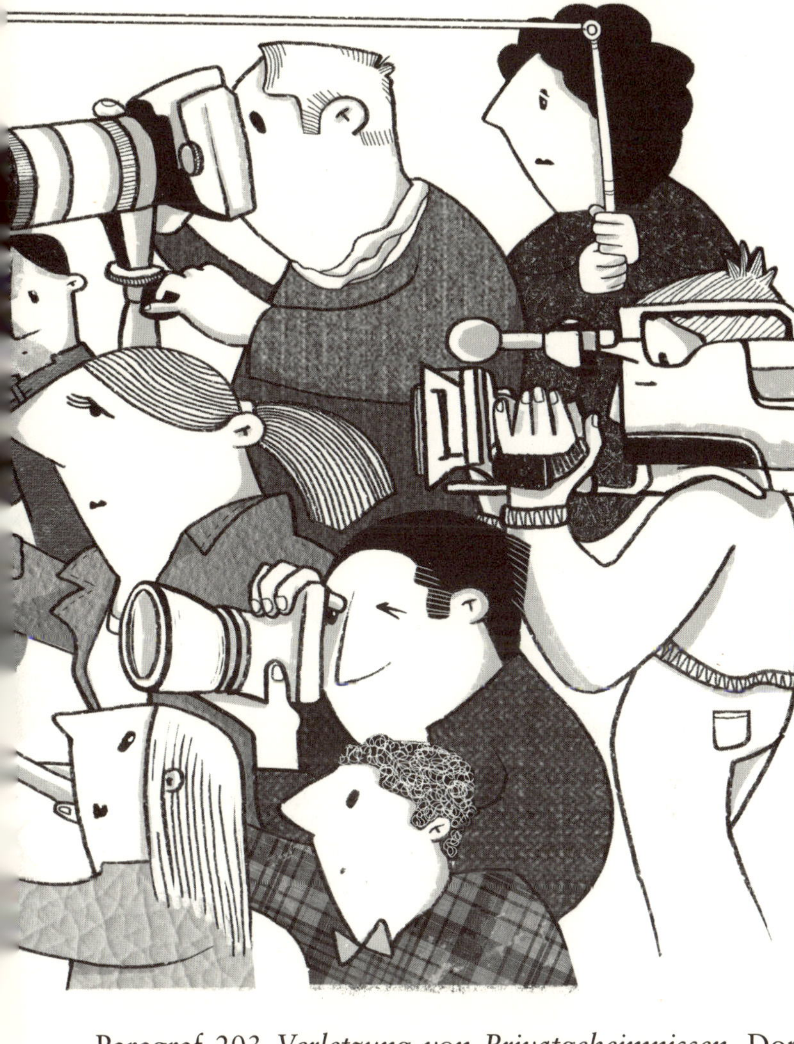

Paragraf 203 *Verletzung von Privatgeheimnissen*. Dort heißt es in Absatz 1: *Wer unbefugt ein fremdes Geheimnis, namentlich ein zum persönlichen Lebensbereich gehörendes Geheimnis oder ein Betriebs- oder Geschäftsgeheimnis, offenbart, das ihm als Arzt, Zahnarzt, Tier-*

arzt, Apotheker oder Angehörigen eines anderen Heilberufs (...) anvertraut worden oder sonst bekannt geworden ist, wird mit Freiheitsstrafe bis zu einem Jahr oder mit Geldstrafe bestraft. Bereits im Eid des Hippokrates heißt es dazu: *Über das, was ich bei der Behandlung oder auch unabhängig von der Behandlung sonst im menschlichen Leben sehe oder höre, und was nach außen nicht ausgeplaudert werden soll, werde ich schweigen, solches alles als Geheimnis betrachtend.* Ein Geheimnis im Sinne des deutschen Strafgesetzbuchs und des hippokratischen Eids sind dabei Tatsachen und Umstände, die nur einem bestimmten Personenkreis bekannt sind und an deren Geheimhaltung der Betroffene ein begründetes Interesse hat.

Die ärztliche Schweigepflicht gilt übrigens grundsätzlich auch gegenüber anderen Ärzten und auch gegenüber den Ermittlungsbehörden (wobei es für Rechtsmediziner diesbezügliche Einschränkungen gibt, siehe unten). Dieses Recht, gegenüber Polizei und Staatsanwaltschaft zu schweigen, wird dem Arzt als »Zeugnisverweigerungsrecht« im Paragraf 53 der Strafprozessordnung eingeräumt. Nur wenn vom Patienten eine schriftliche Entbindung von der Schweigepflicht vorliegt, kann der Arzt sein Wissen mit anderen Ärzten oder im Rahmen von Ermittlungsverfahren mit den Behörden teilen.

Und noch etwas wird gerne übersehen: Die ärztliche Schweigepflicht erlischt nicht etwa nach dem Tod eines Menschen, sondern gilt auch postmortal. So dürfen Ärzte auch nach dem Tod ihres Patienten nicht etwa den

Angehörigen Tatsachen mitteilen, die ihnen der später Verstorbene im Rahmen des Arzt-Patient-Verhältnisses zu Lebzeiten anvertraut hat. Das ist ebenfalls im deutschen Strafgesetzbuch so festgelegt. Und auch der postmortale Bruch der ärztlichen Schweigepflicht kann mit Gefängnisstrafe geahndet werden.

Eine Ausnahme sind Untersuchungsbefunde, die Rechtsmediziner im Rahmen ihrer Untersuchung erheben, und Tatsachen, die sie dabei von dem oder über den zu Untersuchenden erfahren. Der Rechtsmediziner ist gegenüber dem staatlichen Auftraggeber (Gericht, Staatsanwaltschaft) in dem konkreten Verfahren von seiner ärztlichen Schweigepflicht befreit, da der Auftraggeber als »Geheimnisherr« gilt und der rechtsmedizinische Sachverständige kraft hoheitlichen Auftrages tätig wird und nicht im Rahmen eines persönlichen Vertrauensverhältnisses, das besonders schutzbedürftig ist – wie es die Arzt-Patient-Beziehung üblicherweise darstellt. Im Rahmen des erteilten Gutachtenauftrags kann sich der Rechtsmediziner nicht auf sein Zeugnisverweigerungsrecht berufen, sondern ist gemäß Strafprozessordnung Paragraf 75 (Pflicht des Sachverständigen zur Erstattung des Gutachtens) zur Mitteilung der Befunde und der ihm in diesem Fall zur Kenntnis gelangten Tatsachen verpflichtet. Alles andere würde ja auch sonst überhaupt keinen Sinn ergeben, wenn wir als Rechtsmediziner Untersuchungen für Polizei und Staatsanwaltschaft durchführen, aber unserem Auftraggeber über das Ergebnis nichts mitteilen dürfen, weil die ärztliche Schweigepflicht uns das verbietet.

Allerdings ist der fiktive Münsteraner Rechtsmediziner Boerne, der gegenüber dem Dekan herausposaunt, dass die Frau seines Kollegen sich erschossen hat, auch im realen Leben in guter Gesellschaft, denn gegen kaum ein ärztliches Gebot wird so oft, so konsequent, so selbstverständlich und so bis ins Detail gehend verstoßen wie gegen die ärztliche Schweigepflicht.

IRRTUM NR. 16

Der Scheintod ist eine Erfindung von Krimiautoren und Horrorfilmmachern

Die Befürchtung, fälschlicherweise für tot erklärt und lebendig begraben zu werden, ist eine der Urängste des Menschen. Bereits im Mittelalter kursierten Geschichten über Kratzspuren von Fingernägeln an der Innenseite von Sargdeckeln und seufzende Leichen in Gräbern. Die Frage, wie und wann die Grenze zwischen Leben und Tod gezogen werden kann, hat Ärzte seit dem Altertum beschäftigt, und erst zu Beginn des 18. Jahrhunderts gab es erste wissenschaftlich belegte Erkenntnisse zu sicheren Todeszeichen wie Totenflecken, Totenstarre und Fäulnis, die das Ableben eines Menschen sicher belegen. Nicht nur in zeitgenössischen wissenschaftlichen Schriften, wie zum Beispiel in der 1745 veröffentlichten Fallsammlung von Scheintodesfällen des französischen Arztes Jean-Jacques Bruhier, wurde das Thema damals schon kritisch aufgegriffen.

Auch große Schriftsteller widmeten sich dem Scheintod. Johann Wolfgang von Goethe und Edgar Allan Poe teilten offenbar mit ihren Zeitgenossen die Angst, lebendig begraben zu werden, denn sie verarbeiteten das Motiv jeweils literarisch. Der wahrscheinlich heute kaum noch jemandem bekannte amerikanische Horrorfilm *The Premature Burial* (deutscher Titel: *Lebendig begraben*) aus dem Jahr 1962 spielt mit genau dieser Angst: Ein junger Mann wird trotz ärztlicher Leichenschau, bei der sein Tod festgestellt wird, lebendig begraben. Viele Thrillerautoren und Filmemacher haben dieses Motiv in den folgenden Jahrzehnten immer wieder dankbar aufgegriffen, denn lebendig begraben zu werden, auf engstem Raum gefangen zu sein, ohne die Möglichkeit, sich bemerkbar zu machen oder sich selbst zu befreien – da sind Spannung und Grusel für den Leser und Zuschauer garantiert.

Aber was sind überhaupt die wissenschaftlichen Grundlagen dafür, einen Menschen für tot zu erklären? Oder andersherum: Wie kann es sein, dass ein Mensch fälschlicherweise für tot erklärt wird?

Unter Scheintod versteht man in der Rechtsmedizin einen Zustand, bei dem bei einem Menschen äußerlich nicht mehr erkennbar ist, dass er noch lebt. Der Körper ist abgekühlt, die Haut ist blass, ein Pulsschlag ist nicht tastbar, Atembewegungen des Brustkorbes sind nicht wahrnehmbar, die Muskulatur ist erschlafft, und die Reflexe (zum Beispiel eine motorische Antwort auf Schmerzreize) sind völlig erloschen. Bei den zuvor genannten Symptomen sprechen wir von »unsicheren« Todeszeichen. Wie der Begriff schon impliziert, muss der Betreffende aber keineswegs tot sein, in dem Sinn, dass seine

Kreislauffunktion irreversibel zum Erliegen gekommen und eine erfolgreiche Wiederbelebung ausgeschlossen ist. Im Gegenteil. Bei vorliegenden unsicheren Todeszeichen haben Reanimationsmaßnahmen durchaus noch Aussicht auf Erfolg und können den Betroffenen gegebenenfalls noch »zurückholen«.

Ein Scheintod kann verschiedene Ursachen haben: starker Blutverlust, schweres Schädel-Hirn-Trauma, diabetisches Koma, Unterkühlung, Stromschlag oder eine schwere Vergiftung mit Alkohol, Drogen oder Medikamenten.

Die Geschichte des Scheintods ist so alt wie die Geschichte der Medizin. Als vor Jahrhunderten die heutigen, modernen Erkenntnisse zur sicheren Todesfeststellung noch nicht vorlagen, hatten Ärzte Schwierigkeiten, den Tod eines Menschen sicher zu erkennen – was vielen Medizinern durchaus bewusst war, sie aber in Ermangelung des Wissens um die sicheren Todeszeichen damals in ein Dilemma brachte. Um diesem Dilemma entgegenzutreten, wurden ab dem 17. Jahrhundert sogenannte Lebensproben entwickelt. Dabei wurde die Haut des Toten zum Beispiel mit heißem Siegelwachs oder Kerzenwachs beträufelt, um zu sehen, ob es zu einer Rötung der betreffenden Hautpartien als Reaktion auf die thermische Reizung kam – als Zeichen dafür, dass noch eine Kreislauffunktion vorlag. Oder es wurde ein kleiner Spiegel vor Mund und Nase gehalten, um zu sehen, ob er beschlug, als Zeichen einer noch vorhandenen Atemtätigkeit. Einem ähnlichen Prinzip folgte die Probe mit

Gänseflaum: Blieb eine Flaumfeder bewegungslos vor dem Mund liegen, sollte das belegen, dass keine Atemfunktion mehr vorhanden war. Aber es wurde auch zu brachialeren Methoden gegriffen. Zu Zeiten der Cholera im 18. und 19. Jahrhundert wurden die Verstorbenen rasch beerdigt, da befürchtet wurde, dass von den Toten eine Ansteckungsgefahr für die Lebenden ausging. Um sicher zu sein, dass die Toten auch wirklich tot waren, wurden den Verstorbenen von den Totengräbern zuweilen Nadeln und spitze Holzstöckchen unter die Zehennägel geschoben, um sicherzugehen, dass sie keine Scheintoten beerdigten. Im Europa des 19. Jahrhunderts wurden schließlich Leichenhäuser gebaut, in denen die Toten so lange aufgebahrt blieben, bis sie Zeichen von Fäulnis und Verwesung zeigten und man damit ganz sicher sein konnte, dass sie nicht mehr im Diesseits weilten. Von dem dänischen Schriftsteller Hans Christian Andersen (1805–1875) ist überliefert, dass er zu seinem Lebensende hin jeden Abend angeblich einen Zettel mit dem handschriftlichen Vermerk »Ich bin nur scheintot« auf seinem Nachtschrank platzierte; aus Angst, fälschlicherweise für tot erklärt und lebendig begraben zu werden.

Findige Tüftler entwickelten in der Folge im 19. Jahrhundert »Sicherheitssärge« und spezielle Mausoleen, die mit einigen Vorkehrungen verhindern sollten, lebendig begraben zu werden. Sie waren mit Glöckchen, Signallampen oder Winkvorrichtungen mit Fähnchen am Ende ausgestattet, die per Seilzug mit dem Sarginneren ver-

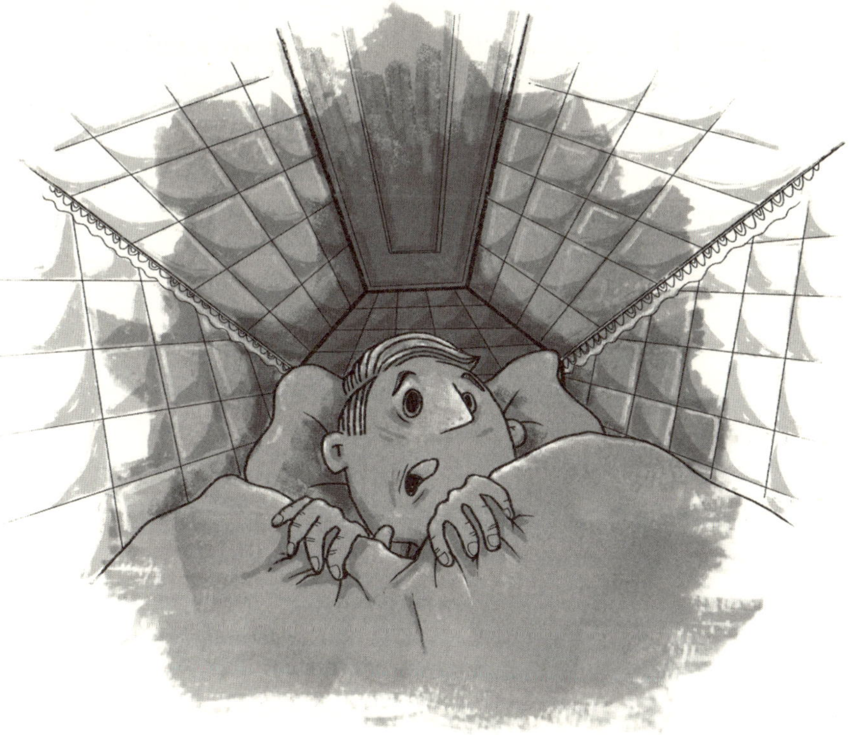

bunden waren; im Falle eines vorliegenden Scheintods konnte so beim Aufwachen im Sarg für Aufsehen und damit Rettung gesorgt werden. Auch wurde bei einigen dieser Konstruktionen – die sich allerdings nur finanziell Bessergestellte leisten konnten – darauf geachtet, dass der im Sarg oder Mausoleum befindliche Verstorbene ausreichend Frischluftzufuhr über Belüftungsrohre hatte, sollte er doch noch wieder zu sich kommen, und so am Leben erhalten werden, bis Hilfe kam. Solche für die lebendig Begrabenen als Lebensrettung vorgesehenen

Vorrichtungen kann man vereinzelt noch auf südeuropäischen Friedhöfen sehen, und sie werden tatsächlich auch heute noch in einigen Regionen Südamerikas für besonders Besorgte kommerziell angeboten.

In der Rechtsmedizin gibt es übrigens einen eigenen Begriff für das spontane Wiedereinsetzen von Herzschlag und Atmung, obwohl vorausgegangene Wiederbelebungsmaßnahmen vergeblich verliefen und schließlich ohne Erfolg eingestellt werden mussten: das *Lazarus-Phänomen*. Bisher sind in der medizinischen Literatur nur knapp 30 solcher Fälle beschrieben worden, bei denen für tot erklärte Personen einige Zeit nach Abbruch der Reanimationsmaßnahmen wieder eine Kreislauffunktion zeigten. Auch wenn der überwiegende Teil der Betroffenen nicht wieder zu Bewusstsein kam und innerhalb weniger Tage darauf auf einer Intensivstation verstarb, gibt es doch auch Menschen, die nach einem solchen Ereignis ohne irgendwelche gesundheitlichen Defizite weiterleben. Der Begriff *Lazarus-Phänomen* ist angelehnt an die neutestamentliche Geschichte des Lazarus von Bethanien. Lazarus war ein Freund von Jesus und wurde vier Tage nach seiner Beisetzung von Jesus wieder zum Leben erweckt. Dass es für diese Situation einen eigenen Begriff in der Medizin gibt, zeigt das ganze Dilemma: Die Frage, zu welchem Zeitpunkt genau eine erfolglose Reanimation einer leblosen Person abgebrochen und eingestellt werden darf, ist bis heute immer noch nicht abschließend geklärt, denn es gibt eine kurze Latenzzeit zwischen unwiderruflichem Kreislaufstillstand und dem ersten Auftreten von Totenflecken, die sozusagen eine Grauzone zwischen Leben und Tod darstellt.

Und damit sind wir wieder bei den sicheren Todeszeichen. Denn nur das Vorhandensein mindestens eines der drei sicheren Todeszeichen (Totenflecken, Totenstarre, Fäulnis) berechtigt zur Feststellung des Todes durch die Ärztin oder den Arzt und damit zu der Entscheidung, dass Reanimationsmaßnahmen nicht fortgesetzt, sondern erfolglos eingestellt werden müssen. Dass das aber nicht immer so bei der ärztlichen Leichenschau gehandhabt wird, zeigen regelmäßig in der Presse oder im Internet auftauchende Meldungen über fälschlicherweise für tot erklärte Personen.

Auf *stern.de* wurde in einer Meldung vom 18. Februar 2018 von einer 37-jährigen Brasilianerin berichtet, die irrtümlicherweise für tot erklärt wurde und dann elf Tage lang in einem Sarg gefangen war, bis sie darin qualvoll verstarb. Schließlich wurde der Sarg geöffnet, doch für die Frau kam jede Hilfe zu spät. Die Mutter der Frau wurde mit den Worten zitiert: »Sie hatte versucht, den Sargdeckel zu öffnen. Sogar die Nägel waren locker. Ihre Hände waren verletzt, so als ob sie versucht hätte, rauszukommen.« Auf der Innenseite des Sarges hätten sich Kratzspuren und Blut befunden.

Die vom Axel Springer Verlag betriebene Internetseite *noizz.de* berichtete am 10. Januar 2018 von einem spanischen Häftling, der fälschlicherweise für tot erklärt wurde und schließlich im Leichensack wieder zu sich kam – kurz vor der geplanten Obduktion des Mannes.

Wenn Sie jetzt neben der Angst, lebendig begraben zu werden, auch noch befürchten, lebendig obduziert zu werden, kann ich Sie zumindest in dieser Hinsicht beruhigen. Während meiner über 25-jährigen Arbeit als Rechtsmediziner mit vielen Zehntausend Obduktionen ist nie jemand von meinem Obduktionstisch aufgesprungen und hat das Weite gesucht. Was nicht bedeutet, dass mir das Phänomen Scheintod nicht selbst schon in meiner beruflichen Laufbahn untergekommen ist.

Als ich in den 1990er-Jahren im Hamburger Institut für Rechtsmedizin (das zugleich Leichenhalle für den Stadtstaat Hamburg ist) arbeitete, wurde dort einmal eine 86-jährige Frau eingeliefert, die von einem offensichtlich wegen eines Folgeeinsatzes unter Zeitdruck stehenden Notarzt für tot erklärt worden war. Christian B., ein Medizinstudent, mit dem ich damals befreundet war und zu dem ich auch noch heute sporadisch Kontakt habe, hatte damals Nachtdienst. Die Pforte der Hamburger Rechtsmedizin ist rund um die Uhr besetzt, damit Leichen angenommen und in der Kühlung eingelagert werden können. Während tagsüber ein hauptamtlicher Pförtner Dienst versieht, wurde damals in Hamburg der Nachtdienst von Medizinstudenten versehen – ähnlich wie in dem fantastischen dänischen Thriller *Nachtwache* aus dem Jahr 1994 (dänischer Originaltitel: *Nattevagten*), in dem ein Student (stark gespielt von Nikolaj Coster-Waldau, der knapp 20 Jahre später bei *Game of Thrones* die Rolle von Jaime Lennister übernehmen sollte) in der Kopenhagener Rechtsmedizin nachts Rundgänge durch die Leichenhalle und den Obduktionssaal macht und sich dort seinen Ängsten stellen muss. Als Christian B. die Leiche der 86-Jährigen in Hamburg vom Notarzt im Eingangsbereich der Leichenhalle übernommen hatte und mit der »Leiche« im Fahrstuhl vom Erdgeschoss in den Keller fuhr, in dem sich die Leichenkühlfächer befinden, stellte er fest, dass der Brustkorb der vermeintlich Toten sich hob und senkte, dass sie also zu atmen schien. Etwa sechs Minuten später kam es zu einer höchst ungewöhnlichen Szenerie vor dem Hamburger Institut für Rechtsmedizin. Dort standen nämlich zwei Notarzteinsatzfahrzeuge und ein Rettungswagen mit eingeschaltetem Blaulicht. Und im Inneren des Gebäudes kämpften zwei Notärzte und mehrere Rettungssanitäter um das Leben der 86-Jährigen. Die Frau konnte auch zunächst stabilisiert werden, verstarb aber ein paar Tage später in der Klinik, ohne das Bewusstsein wiedererlangt zu haben. In ihrem Fall war ein schwerer Kreislaufschock ursächlich für den Scheintod gewesen, und mangelhafte Sorgfalt bei der ärztlichen Todesfeststellung hatte dazu geführt, dass die alte Dame fälschlicherweise für tot erklärt worden war.

Ein weiterer Fall, der dann am Ende doch über meinen Sektionstisch ging, war ein 26-jähriger Mann, der in einem Park erhängt von Passanten vorgefunden wurde. Die Polizei wurde alarmiert, und innerhalb weniger Minuten war ein Streifenwagen vor Ort. Die beiden Streifenbeamten hielten den in der Schlinge hängenden Mann für tot (woraus diese Annahme resultierte, ist nicht überliefert) und riefen einen Bestatter, der etwa 45 Minuten später eintraf. Die beiden Mitarbeiter des Bestattungsunternehmens nahmen den Mann vom Strick und legten ihn auf dem Boden ab, woraufhin dieser mit unkoordinierten Zuckungen und gurgelnden Atemgeräuschen reagierte, was wiederum dazu führte, dass ein Notarzt hinzugerufen wurde. Dieser reanimierte den Mann über eine Stunde lang, wobei es immer wieder zu selbstständiger Herztätigkeit kam, wie die EKG-Ableitung zeigte, musste dann aber seine Wiederbelebungsversuche einstellen.

Doch nicht nur Notärzten unter Zeitdruck oder medizinischen Laien kann es passieren, dass ein Mensch irrtümlicherweise für tot erklärt wird. In einem anderen Fall in Berlin wurde ein 60-jähriger Mann leblos in seiner deutlich ausgekühlten Wohnung auf dem Steinfußboden liegend vorgefunden, nachdem die Feuerwehr auf Betreiben von Angehörigen die Wohnungstür gewaltsam geöffnet hatte. Der augenscheinlich Tote, zu diesem Zeitpunkt immer noch auf dem Boden liegend, wurde zwei Stunden später von einem Bereitschaftsarzt, seines Zeichens Facharzt für Innere Medizin, für tot erklärt. Während dieser Bereitschaftsarzt im Nebenraum den Totenschein ausfüllte, bemerkte eine im selben Raum wie der »Tote« befindliche Polizeibeamtin, dass dieser noch atmete. Ein sofort hinzugerufener Notarzt reanimierte den Mann erfolgreich, dieser verstarb jedoch am nächsten Tag auf der Intensivstation, wo bei Aufnahme eine Körpertemperatur von 30,4 Grad Celsius festgestellt worden war. Insofern war eine Unterkühlung in diesem Fall für den Scheintod des Mannes verantwortlich. Der 60-Jährige lag mindestens acht Stunden auf dem eiskalten Steinfußboden seiner Wohnung, bis er aufgefunden wurde, und dann noch weitere zwei Stunden als vermeintlich Toter, ehe der Notarzt seine Wiederbelebungsmaßnahmen begann.

Ähnliche Berichte über Scheintodesfälle wie die hier gerade vorgestellten tauchen immer wieder in durchaus als seriös zu bezeichnenden Medien auf (*welt.de* vom 31.01. 2018: »Mann für tot erklärt, wacht kurz vor der Obduktion wieder auf«; *spiegel.de* vom 13.10.2015: »Inder wacht kurz vor seiner Obduktion auf«; *stern.de* vom 31.01.2018: »Arzt hält lebenden Patienten für tot – Hinweise der flehenden Familie ignoriert er«). Der Scheintod ist also mitnichten eine Erfindung von Krimiautoren und Horrorfilmmachern, um menschliche Urängste zu bedienen. Scheintodesfälle gibt es tatsächlich immer wieder. Das zeigt einmal mehr, dass die ärztliche Sorgfaltspflicht keinesfalls mit dem (augenscheinlichen) Ableben des Patienten enden darf, sondern auch eine qualifizierte Leichenschau mit einbeziehen muss.

Aber zu Ihrer Beruhigung: Die Wahrscheinlichkeit, irrtümlich für tot erklärt und vielleicht sogar auch noch lebendig begraben zu werden, ist in Deutschland verschwindend gering. Bei etwa 930 000 Sterbefällen in Deutschland pro Jahr wird bei nicht mehr als einer Handvoll Fällen die Möglichkeit des Vorliegens eines Scheintodes übersehen und fälschlicherweise der Tod attestiert.

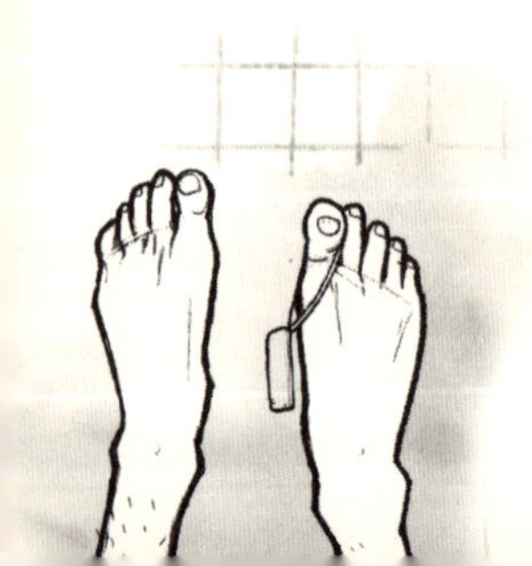

IRRTUM NR. 17

Das Phantombild eines mutmaßlich Tatverdächtigen lässt sich auf der Basis des Ergebnisses von DNA-Analysen anfertigen

Seitdem der britische Molekularbiologe Alec John Jeffreys im Jahr 1984 den genetischen Fingerabdruck entdeckte, wurde die Forensik durch die Möglichkeit, DNA-Profile von Tatortspuren mit denjenigen von Verdächtigen zu vergleichen, revolutioniert. Sir Jeffreys, der zehn Jahre später von der Queen für seine Forschungen im Bereich der Genetik zum Ritter geschlagen wurde, machte damals die Entdeckung, dass die nichtcodierende DNA eine Art Strichcode enthält, der einzigartig ist.

Die nichtcodierende DNA wird manchmal auch als »DNA-Schrott« bezeichnet, weil sie überwiegend funktionslos ist; allerdings macht sie etwa 98 Prozent der Gesamt-DNA eines Menschen aus. Der Strichcode der nichtcodierenden DNA beruht auf sogenannten Short Tandem Repeats (STRs), die sich hintereinander immer wieder an bestimmten Stellen der Chromosomen wiederholen. Über diese Entschlüsselung der nichtcodierenden Areale der DNA ist der genetische Fingerabdruck mittlerweile das erfolgreichste kriminalistische Instrument zur Identifizierung von Tätern beziehungsweise der Zuordnung von Tatortspuren zu bestimmten Personen geworden. Gemessen an der Zahl der »Treffer«, also der Zuordnung einer DNA-Spur zu einer bestimmten Person, hat die DNA die Daktyloskopie, die Identifizierung von Personen über Fingerabdrücke, inzwischen weit überholt.

Die von forensischen Laboratorien in Deutschland ermittelten DNA-Profile werden in der DNA-Analysedatei des BKA gespeichert und dort mit bereits erfassten Profilen von anderen Straftaten verglichen. Das Problem besteht dabei allerdings darin, dass ein Tatverdächtiger beziehungsweise Täter, dessen DNA noch nie erfasst worden ist und sich somit nicht in der Datenbank befindet, auf diese Weise eben nicht identifiziert werden kann. Und das kontrastiert erheblich zu der Darstellung der Identifizierung eines Tatverdächtigen über seine DNA im Fernsehen.

In Serien wie *CSI* wird suggeriert, dass ein paar Blutstropfen, die mal eben innerhalb weniger Minuten digital analysiert werden, direkt zu der betreffenden Person führen, von der das Blut stammt. Das ist aber eben nur der Fall, wenn der DNA-Code des Betreffenden auch tatsächlich bereits in einer entsprechenden Datenbank erfasst wurde, was aber nur auf weniger als ein Prozent aller Menschen zutrifft – nämlich diejenigen, die wegen schwerer Straftaten bereits in Erscheinung getreten sind. Alle anderen können mittels der herkömmlichen DNA-Analyse nicht »mal eben so« identifiziert werden.

Neben den nichtcodierenden Arealen der DNA, die derzeit von Forensikern für die Zuordnung von Personen zu einem DNA-Profil genutzt werden, existiert aber auch noch ein anderer Schatz, den die Ermittler gerne heben würden: Die sogenannte codierende DNA (die nur etwa zwei Prozent unserer DNA ausmacht) enthält Gene, von denen einige Auswirkung auf erkennbare Merkmale des jeweiligen Menschen wie beispielsweise Haar-, Haut- und Augenfarbe haben, aber auch auf Erkrankungen wie zum Beispiel Schizophrenie oder Diabetes, die diese Menschen möglicherweise im Laufe ihres Lebens erleiden werden. Der aktuelle Stand von Wissenschaft und Technik bietet also tatsächlich die Möglichkeit, Hinweise auf das äußere Erscheinungsbild von Personen zu bekommen, ohne diese Personen direkt identifizieren zu können, was als »genetisches Phantombild« bezeichnet wird.

Die codierende DNA enthält auch Hinweise darauf, wie alt ein Mensch ungefähr ist und aus welcher geografischen Region seine Vorfahren stammen – alles Informationen, die für die polizeiliche Ermittlungsarbeit von unschätzbarem Wert sind, wenn man sie denn nutzen könnte. Aber das verhindert – zumindest in Deutschland, in anderen Ländern verhält sich das zum Teil anders – die Strafprozessordnung (StPO). Paragraf 81e regelt die Molekulargenetische Untersuchung. Dort heißt es in Absatz 1: *An dem durch Maßnahmen nach § 81a Absatz 1 oder § 81c erlangten Material (zum Beispiel Blut- oder Speichelproben von in einem Strafverfahren Beschuldig-*

ten) dürfen mittels molekulargenetischer Untersuchung das DNA-Identifizierungsmuster, die Abstammung und das Geschlecht der Person festgestellt und diese Feststellungen mit Vergleichsmaterial abgeglichen werden, soweit dies zur Erforschung des Sachverhalts erforderlich ist. Andere Feststellungen dürfen nicht erfolgen; hierauf gerichtete Untersuchungen sind unzulässig.

Mit anderen Worten: Das Aufschlüsseln codierender DNA-Sequenzen, die etwas zum Aussehen, dem Alter oder der Herkunft einer Person verraten können, ist nicht nur nicht zulässig, sondern gesetzeswidrig. Warum ist das so? Warum stellt sich der deutsche Gesetzgeber so vehement gegen genetische Untersuchungen im Rahmen der Strafverfolgung, die über die reine Identitätsfeststellung hinausgehen?

Um das zu verstehen, muss man in die Zeit des Nationalsozialismus zurückblicken. Eng verknüpft mit dem völkischen Größenwahn und Arier-Irrsinn dieser Zeit sind Begriffe wie »Erbbiologie«, »Rassenlehre«, »Rassenhygiene«, »Trennung und Reinhaltung der Rassen«, »Degeneration«, »Förderung von Erbgesunden« und »Ausmerzen lebensunwerten Lebens«, was dann in Zwangssterilisationen und Tötung Hunderttausender zum Teil physisch und psychisch völlig gesunder Kinder, Jugendlicher und Erwachsener in speziell darauf ausgerichteten »Kliniken« und Konzentrationslagern mündete. Auch wenn die Nazis für ihre »erbbiologischen Bestandsaufnahmen« nicht die damals noch völlig unbekannte DNA-Analyse nutzten, sondern sich kruder Vermessungsme-

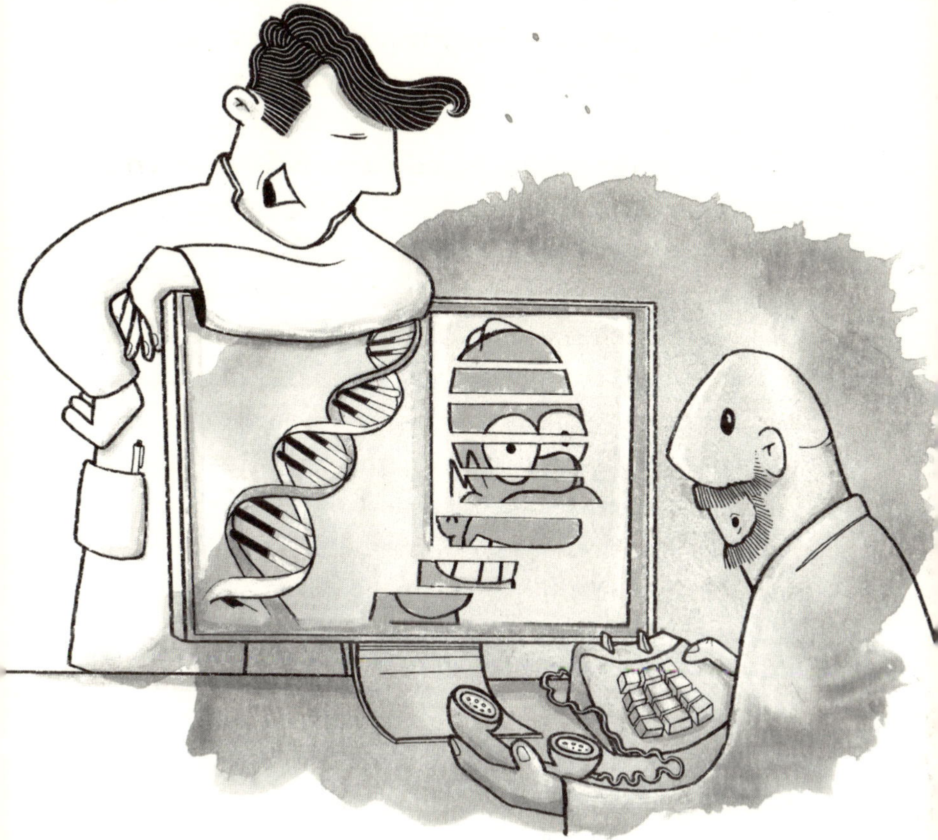

thoden zur Physiognomie der Betroffenen bedienten, können hier durchaus Parallelen gesehen werden (siehe unten).

Befürworter des genetischen Phantombildes führen an, dass durch Nutzung dieser Technologie die polizeiliche Ermittlungsarbeit erheblich erleichtert und effektiver gestaltet werden würde. Die Gegner argumentieren wiederum, dass die Ausforschung schutzbedürftiger genetischer Anlagen des Betroffenen (damit sind zum Beispiel Erbanlagen gemeint, die die Wahrscheinlichkeit für die jeweilige Person erhöhen, im Laufe ihres Lebens an einer psychischen Störung oder einem schweren internistischen Leiden zu erkranken) den Kern seiner Persönlichkeit berührende Eingriffe sind, und sie ziehen Parallelen zu den »erbbiologischen Bestandsaufnahmen« der NS-Zeit.

Die Ausweitung von DNA-Analysen auf die codierenden Areale ist auch deshalb umstritten, da die Ergebnisse in Abhängigkeit der zugrunde liegenden Stichproben immer nur Wahrscheinlichkeiten angeben können, nie aber konkrete Hinweise auf einen bestimmten Menschen oder gar ein Phantombild. Fakt ist nämlich, dass mittels Aufschlüsselung der codierenden Anteile der DNA zuverlässige Aussagen aktuell nur für die Augenfarbe (Vorhersagekraft bei etwa 90 Prozent und nur für die Farben Braun und Blau) und die Haarfarbe (Vorhersagekraft etwa 80 Prozent für jeweils die Unterscheidung der Haarfarben Rot, Blond, Braun und Schwarz) getroffen werden können. Die höchste Vorhersagekraft (über 99 Prozent) besteht derzeit für die geografische Herkunft, nämlich ob jemand seine genetischen Wurzeln in Asien, Afrika oder Europa hat.

Vor dem Hintergrund der Morde an zwei jungen Frauen in Baden-Württemberg 2016 ist die Diskussion über die Nutzung der neuen technischen Möglichkeiten bezüglich des genetischen Phantombildes hitziger geworden. Damit die Informationen der codierenden Anteile der DNA genutzt werden dürfen, wäre eine Änderung des Paragrafen 81e der Strafprozessordnung notwendig. Ein entsprechender Antrag liegt bereits seit Anfang des Jahres 2017 auf Initiative der Länder Baden-Württemberg und Bayern im Bundesrat vor.

Meine persönliche Meinung beziehungsweise Haltung dazu ist ambivalent. Einerseits bieten sich mit einer solchen Nutzung der codierenden DNA in der Forensik ganz neue Wege und Möglichkeiten. Andererseits können, wie bei jeder neu eingesetzten Untersuchungsmethode, überschätzte und fehlinterpretierte Vorhersagegenauigkeiten zu Fehlern in der Ermittlungsarbeit führen. Die Aussage, dass ein Verursacher einer DNA-Spur an einem Tatort braune Haare oder blaue Augen hat, ist nicht nur wenig hilfreich, sondern sogar kontraproduktiv, wenn der Betreffende sich die Haare bereits seit längerer Zeit anders gefärbt hat oder wenn er farbige Kontaktlinsen trägt. Nicht nur das, auch der potenzielle Einfluss schönheitschirurgischer Eingriffe und einer daraus resultierenden veränderten Physiognomie des Betreffenden limitiert die Aussagekraft des genetischen Phantombildes. Und abgesehen von Europa haben alle aus anderen Regionen der Welt stammenden Menschen, mit wenigen Ausnahmen, fast überwiegend dunkle Augen und dunkle Haare.

Ein genetisches Phantombild ist somit keine neue Wunderwaffe für die Strafverfolgung oder ein Allheilmittel für die bestehenden Defizite, sondern müsste, wenn die gesetzlichen Voraussetzungen zur Nutzung dieser Methode irgendwann vorliegen sollten, als zusätzliches kriminalistisches Werkzeug angesehen werden, um den Kreis der Verdächtigen einzuengen, gegen bestimmte Personen zielgerichteter ermitteln zu können oder gegebenenfalls Unschuldige aus dem Kreis Verdächtiger auszuschließen. Und das genetische Phantombild dürfte dann auch nur in diesem Kontext genutzt werden.

Noch verbietet die Strafprozessordnung die Nutzung der Ergebnisse der Untersuchung der codierenden Anteile der menschlichen DNA in deutschen Strafverfahren. Basierend auf DNA-Analysen, kann zurzeit auch noch kein Phantombild eines mutmaßlich Tatverdächtigen erstellt werden, auch wenn relativ genaue Aussagen zur Haar- und Augenfarbe (mit den oben genannten Fehlermöglichkeiten bei bewusster Veränderung des äußeren Erscheinungsbildes) und zum Alter bereits möglich sind. Was die Zukunft hinsichtlich noch weiter verfeinerter Untersuchungstechniken in der DNA-Analyse und Gesetzesänderungen bringen wird, bleibt abzuwarten. Jedenfalls wird die weitere Entwicklung äußerst spannend sein.

IRRTUM NR. 18

Ein Griff an die Wade eines Erhängten gibt Auskunft darüber, ob er wirklich tot ist

Womit wir mal wieder bei den unsicheren und sicheren Todeszeichen (vgl. Irrtum Nr. 16) wären. Aber zunächst die Ausgangslage: Im Kölner *Tatort* »Durchgedreht«, der am 21. August 2016 erstmals gesendet wurde, stehen die Kommissare Max Ballauf (gespielt von Klaus J. Behrendt) und Freddy Schenk (verkörpert von Dietmar Bär) vor dem erhängt aufgefundenen Pit Benteler, der einer der Hauptverdächtigen in diesem Fall ist und sich im Verlauf der Handlung durch Erhängen das Leben nimmt. Kriminalhauptkommissar Ballauf fasst kurz an die Wade des in der Schlinge vor ihm herunterhängenden Mannes – wobei nicht klar wird, was er damit bezweckt: Überprüft er, ob noch ein Pulsschlag tastbar ist? Oder prüft er damit die Körpertemperatur des Erhängten? – und stellt so seinen Tod fest. Ballauf und Schenk finden einen Abschiedsbrief von Benteler, lesen ihn in aller Ruhe und rufen dann erst einen Notarzt. Während der ganzen Zeit nehmen sie den Mann nicht von der Schlinge.

Kommt Ihnen das bekannt vor? Richtig, das erinnert

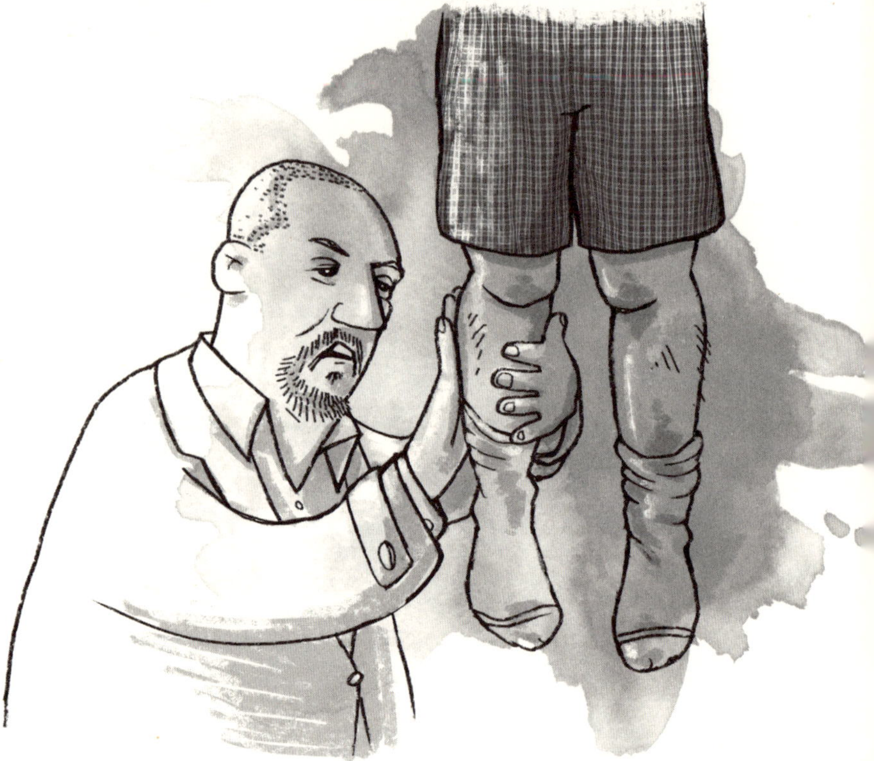

stark an den in Irrtum Nr. 16 geschilderten Tatsachenbericht über den in einem Park von Passanten erhängt aufgefundenen Mann, der von Schutzpolizisten irrtümlicherweise für tot gehalten wurde. Die Beamten nahmen ihn nicht vom Strang ab, sondern ließen ihn in der Schlinge hängen, bis sich herausstellte, nachdem die Bestatter ihn heruntergenommen hatten, dass der Mann doch noch am Leben war.

Die Drehbuchvorlage des Kölner *Tatorts* stammt allerdings nicht von mir. Aber so ähnlich wie bei Ballauf und Schenk in dem Krimi »Durchgedreht« wird es sich auch in der Berliner Parkanlage abgespielt haben. Ein Puls war bei dem Erhängten nicht tastbar, sein Körper erschien den Beamten möglicherweise abgekühlt. Aber auch hier gilt: Ein Mensch ist nur tot, wenn bei ihm sichere Todeszeichen feststellbar sind. Im Zweifelsfall geht es darum, den Erhängten sofort von dem Strangwerkzeug zu trennen, die Schlinge um seinen Hals zu entfernen und mit Wiederbelebungsmaßnahmen zu beginnen.

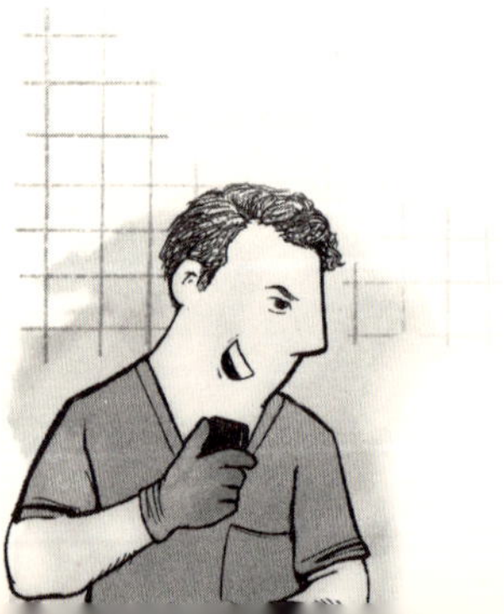

IRRTUM NR. 19

Wenn ein vermeintlicher Suizident die Schusswaffe in der Hand hält, ist dies ein sicheres Indiz für ein Tötungsdelikt, da ihm die Waffe nachträglich in die Hand gelegt worden sein muss

Das könnte man tatsächlich meinen. Und in älteren Lehrbüchern der Rechtsmedizin (damals noch Gerichtliche Medizin) steht dies auch noch so geschrieben: »Dem Selbstmörder entgleitet die Waffe aus der erschlaffenden Hand. Liegt sie in der Hand, so ist dies eher ein Zeichen dafür, dass die Waffe dem Toten in die Hand gelegt wurde, um einen Selbstmord vorzutäuschen.«

Dem ist allerdings nicht so. Das Motiv der nachträglich in die Hand des toten Opfers gelegten Schusswaffe wird mitunter auch gerne in Filmen verwendet, wenn der schlaue Kommissar dem Mörder, der so einen vermeintlichen Suizid inszenierte, auf die Schliche kommt. Und das Ganze wird natürlich gerne bei den Schönen und Reichen angesiedelt, denn eine Großfabrikantenwitwe mit Perlenkette macht sich als Verdächtige immer gut. Die diesem Irrtum zugrunde liegende Annahme, dass die Waffe dem Suizidenten spätestens bei Eintritt der Bewusstlosigkeit aus der »Schusshand« (die Hand, die die Waffe beim Abfeuern hält) fallen müsste und sie deshalb nachträglich in die Hand hineingelegt wurde, wenn sie sich bei Auffindung des Toten noch in selbiger befindet, hinkt jedoch. Die Waffe in der Hand des Toten, zum Beispiel nach einem Kopfschuss, ist keinesfalls ein Indiz, das einen Suizid ausschließt. Ob die Waffe dem sterbenden oder schlagartig toten Suizidenten aus der Hand rutscht oder nicht, ist von verschiedenen Gegebenheiten abhängig, die jeweils am Leichenfundort fallabhängig vom Rechtsmediziner überprüft werden müssen. Hierzu zählt insbesondere, ob sich die Waffe beim Erschlaffen des Muskeltonus des Arms der Schusshand zwischen Hand und Körper befand oder sie durch das Aufliegen auf einer Unterlage überhaupt gar nicht erst aus der Schusshand gleiten oder fallen konnte.

Aus den zuvor genannten Gründen ergibt sich, dass bei Suiziden im Sitzen oder Liegen die Schusswaffe häufiger in der Hand verbleibt als bei Schussabgabe im Stehen. Zahlreiche rechtsmedizinische Studien belegen übrigens, dass in 20 bis 25 Prozent der Suizidfälle mit Faustfeuerwaffen sich bei Auffindung der Revolver oder die Pistole noch in der Hand des Suizidenten befindet, was ja kein unerheblicher Anteil ist.

Ein verlässliches Kriterium für die rechtsmedizinische Beurteilung, ob jemand eine Schusswaffe auch tatsächlich abgefeuert hat, ist der Nachweis sogenannter Rückschleuderspuren auf der (Schuss-)Hand. Dabei handelt es sich um Blutspritzer, die insbesondere bei aufgesetzten

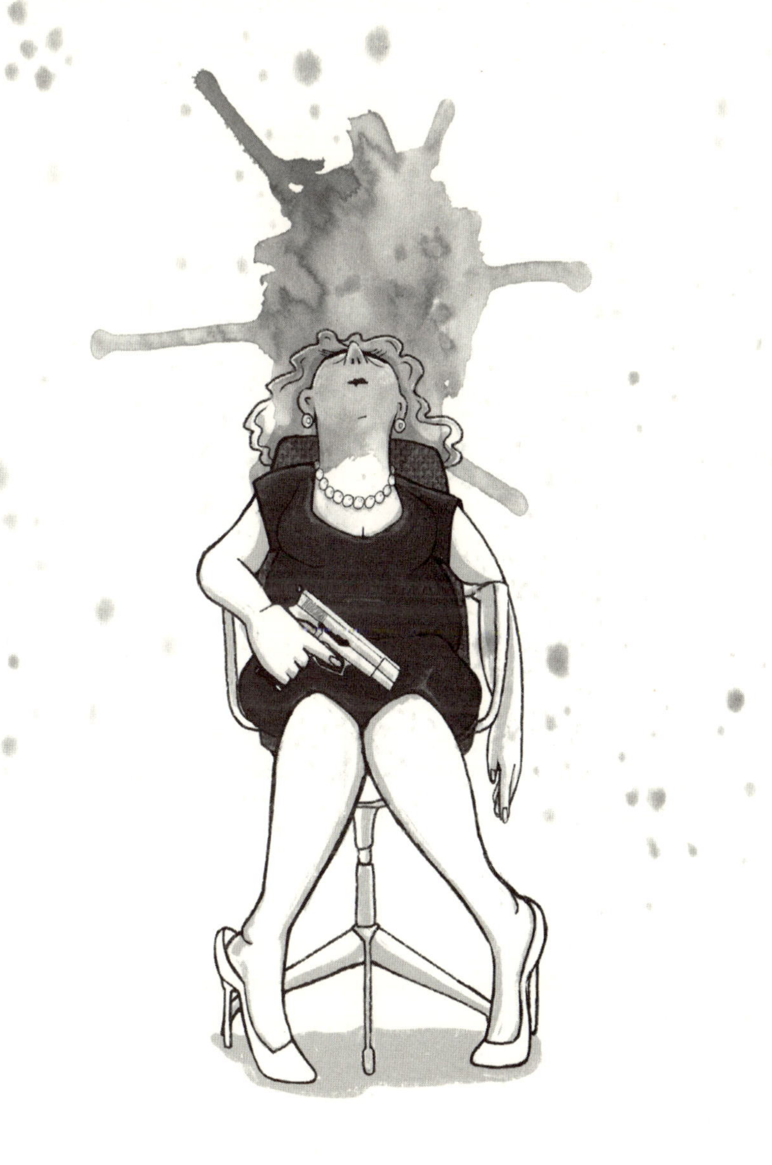

Schüssen (dabei hat die Waffenmündung direkten Kontakt mit der Körperoberfläche) in Richtung der Schusshand und zum Körper des Betreffenden wegspritzen beziehungsweise wegschleudern. Bei einem Suizid durch Schusseinwirkung finden sich Rückschleuderspuren typischerweise an der Streckseite der Finger und am Handrücken der Schusshand. Neben Blut kann es sich dabei auch um kleine Gewebeteilchen oder Knochensplitter handeln. Vonseiten der Kriminaltechnik kommt dem Nachweis von sogenannten Schmauchspuren, also Verbrennungsrückständen aus dem Zündsatz des Projektils an der Schusshand, die entscheidende Bedeutung zu.

Andererseits ist die Annahme, dass es sich um eine Tötung handeln muss, wenn die Schusswaffe sich nicht in unmittelbarer Nähe des Leichnams befindet, ebenfalls irrig. Ein Suizid kann durch die Tatsache, dass eine Waffe nicht vor Ort auffindbar ist, nicht ausgeschlossen werden. Denn vielleicht haben Angehörige oder eine andere Person, die noch vor der Polizei am Geschehensort waren, die Schusswaffe beiseitegeschafft, oder der Suizident war nach Beibringung der Schussverletzung noch einige Zeit handlungsfähig. Handlungsfähigkeit bedeutet, dass ein (Schwer-)Verletzter noch für einen gewissen Zeitraum sinnvolle Handlungen vornehmen und gegebenenfalls also die Schusswaffe verstecken oder in irgendeiner Form »entsorgen« kann. Sogar mit einer Kopfschussverletzung kann die Handlungsfähigkeit noch einige Zeit erhalten sein, wenn der Schusskanal zum Beispiel nur durch die vorderen Anteile der Stirnlappen des Gehirns (die direkt hinter der Stirn gelegenen Teile des Großhirns) verläuft und keine lebenswichtigen Hirnstrukturen verletzt wurden. Auch nach vier selbst zugefügten Brustschüssen kann für eine kurze Zeit noch Handlungsfähigkeit bestehen, und der Suizident kann weiter auf sich schießen.

»Geht nicht«, sagen Sie? »Geht doch«, sage ich. Denn wir hatten einen solchen Fall vor einiger Zeit in der Berliner Rechtsmedizin. Woher wir wissen, dass der Mann fünfmal auf sich selbst schoss, bis er tödlich getroffen war? Weil der Mann sich in seinem Pkw auf dem Fahrersitz genau in dem Moment erschoss, als ein voll besetzter Reisebus neben ihm hielt und zahlreiche Zeugen nicht nur »Knallzeugen« (so nennt man das in unserem Fachjargon tatsächlich) waren, sondern auch Augenzeugen, die einvernehmlich aussagten, dass sich zum Zeitpunkt der Schussabgaben in relativ kurzen Abständen hintereinander keine weitere Person in dem Fahrzeug befand oder es nach den Schussabgaben verließ.

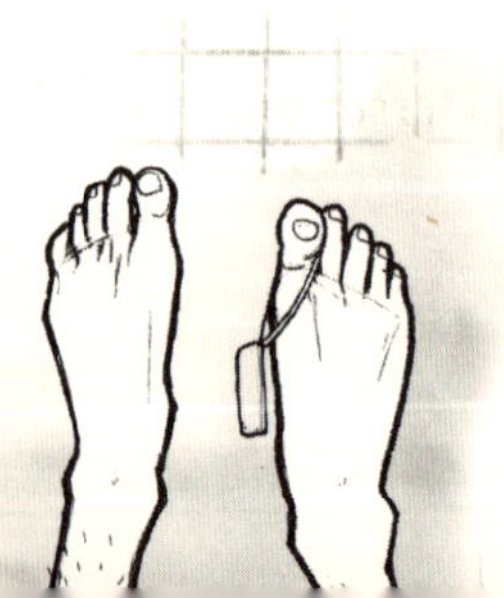

IRRTUM NR. 20

Schwarze Lungen sind Raucherlungen

Die »typische« Raucherlunge gibt es nicht, zumindest nicht bei uns im Obduktionssaal. Die Lungen von starken Rauchern können zwar durch jahrelange Inhalation von Zigarettenrauch zu großen Teilen schwarz verfärbt sein (genau genommen ist das die Lunge wie eine dünne Haut umgebende Lungenfell schwarz verfärbt), allerdings sehen die Lungen von Menschen, die viele Jahrzehnte Auto- und Industrieabgase eingeatmet haben, genauso dunkel verfärbt aus wie die eines starken Rauchers. Diese Schwarzfärbung der Lungen bezeichnet man in der Pathologie als »Kohlenstaublunge«. Bereits zu Anfang des 20. Jahrhunderts wurden von Pathologen Ablagerungen von Rußpartikeln in der Lunge und in den Lungenlymphknoten vor allem bei Arbeitern in Steinkohleminen nachgewiesen, und sie verwiesen auf den engen Bezug zu jahrelanger inhalativer Aufnahme von Kohlenstaub.

Es ist insbesondere bei Obduktionen von Verstorbenen, die noch zur Zeit der ehemaligen DDR jahrzehntelang in der Region um Halle, Bitterfeld und Merseburg

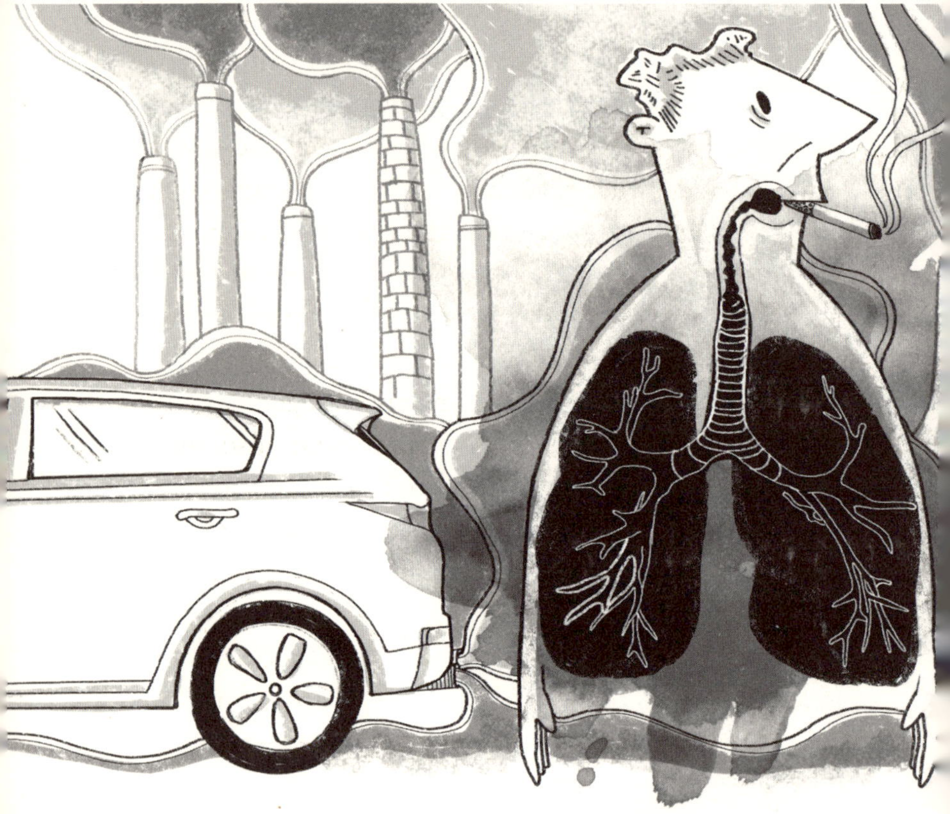

lebten, nichts Ungewöhnliches, dass ihre Lungen vom Aussehen mehr an Kohlebriketts als an ein menschliches Organ erinnern. Der in der damaligen DDR geprägte Reim »Bitterfeld, Bitterfeld, wo der Dreck vom Himmel fällt …« kam nicht von ungefähr. Das sogenannte Chemiedreieck um Halle, Bitterfeld und Merseburg war, was die Luftverschmutzung anbelangt, mit der dort angesie-

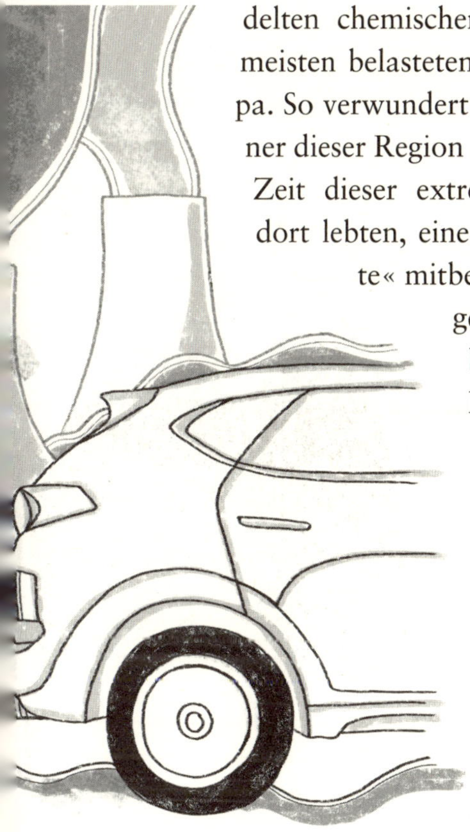

delten chemischen Industrie eine der am meisten belasteten Regionen in Mitteleuropa. So verwundert es nicht, dass die Bewohner dieser Region bzw. diejenigen, die zu der Zeit dieser extremen Luftverschmutzung dort lebten, eine ganz eigene »Visitenkarte« mitbekommen haben: eine ausgeprägte schwarze Verfärbung großer Teile ihrer Lungenüberzüge.

Man kann also aufgrund einer schwärzlichen Färbung der Lungen nicht darauf schließen, ob ein Toter zu Lebzeiten Raucher war oder ob er lediglich viele Jahre an einer stark befahrenen Straße oder in einer Industrieregion mit hoher Luftverschmutzung gelebt hatte. Die auf Zigarettenpackungen zur Abschreckung plakativ dargebotenen pechschwarzen Lungenflügel, die öffentlichkeitswirksam zum Zweck der Abschreckung gezeigt werden, müssen also nicht zwangsläufig von einem Raucher stammen. Und bei den im direkten Vergleich auf der Zigarettenpackung daneben gezeigten schneeweißen Lungenflügeln, die das Innenleben eines Nichtrauchers repräsentieren sollen, handelt es sich schlichtweg um medizinische »Fälschungen«. Das können Sie jemandem, der bereits mehr als 10000 Lungen gesehen hat, gerne glauben – kein Mensch hat schneeweiße Lungenflügel. Nicht einmal die Lungen von Neugeborenen sind weiß, sondern haben eine hellrosa Farbe.

Auch wenn es also eine »Raucherlunge« im eigentlichen Sinn nicht gibt, sollte in diesem Zusammenhang nichts beschönigt werden. Das Rauchen ist alleiniger Verursacher oder zumindest ein wesentlicher Risikofaktor von Arteriosklerose und Lungenkrebs, und in Deutschland sterben jedes Jahr etwa 120000 Menschen an den Folgen ihres Nikotinkonsums.

IRRTUM NR. 21

Das Team eines rechtsmedizinischen Instituts beschränkt sich auf einen sehr überschaubaren Personenkreis

Das könnte man in der Tat meinen, wenn man der Darstellung im Münsteraner *Tatort* Glauben schenkt, was die personelle Besetzung der Münsteraner Rechtsmedizin anbelangt. Wenn Professor Boerne mal einen Fall nicht im Alleingang rechtsmedizinisch aufklärt, springt ihm seine Assistentin Silke Haller, mit Spitznamen »Alberich« (aufgrund ihrer geringen Körpergröße in Anlehnung an den Zwergenkönig im Nibelungenlied; verkörpert von der Schauspielerin ChrisTine Urspruch), zur Seite. Auf genetische oder toxikologische Expertise, die ein Rechtsmediziner, dessen ureigenes Metier die äußere und innere Leichenschau ist, üblicherweise zur abschließenden Beurteilung eines Falles einholt, ist Boerne nie angewiesen. Er ist sozusagen ein forensisches Universalgenie. Wohl dem, der das von sich behaupten kann.

In der Realität geht es allerdings (wieder mal) ganz anders zu. Der Rechtsmediziner macht seine Arbeit im Sektionssaal. Nur wenige Sektionsfälle werden gleich im

Sektionssaal abgeschlossen. In den meisten Fällen bedarf es weiterführender Untersuchungen. Das sind zum einen toxikologische (»giftchemische«) Untersuchungen zur Klärung der Frage, ob der Verstorbene möglicherweise zum Zeitpunkt seines Todes durch Alkohol, Medikamente oder Drogen in seiner Handlungsfähigkeit und Entscheidungsfreiheit in irgendeiner Form (und, wenn ja, wie stark) beeinflusst war oder eine Vergiftung (die man weder bei der äußeren Leichenschau noch bei der Leichenöffnung nachweisen kann) gegebenenfalls sogar todesursächlich war. Vielleicht sind aufgrund beginnender Leichenfäulnisveränderungen die inneren Organe auch schon nicht mehr in einem solchen Zustand, dass vorbestehende oder todesursächliche innere Erkrankungen, wie ein Herzinfarkt oder eine Lungenentzündung, mit dem bloßen Auge ausgemacht und sicher diagnostiziert werden können. Dann bedarf es feingeweblicher (mikroskopischer) Untersuchungen von kleinen Organstückchen, die vielerorts nicht von Rechtsmedizinern, sondern von Pathologen vorgenommen werden, die ihre Ergebnisse dann den Obduzenten mitteilen. Diese wiederum verfassen dann auf dieser Grundlage ihr abschließendes Gutachten. Und natürlich werden DNA-Spezialisten benötigt, die dem Rechtsmediziner aufgrund ihrer Untersuchungsergebnisse Fragen bezüglich der Identität des Toten oder des Vorhandenseins von »Fremd-DNA« beantworten. Falls DNA-Material von einer oder weiteren anderen Personen an dem Toten gefunden wird, kann es Hinweise auf Tatverdächtige oder Tatbeteiligte geben.

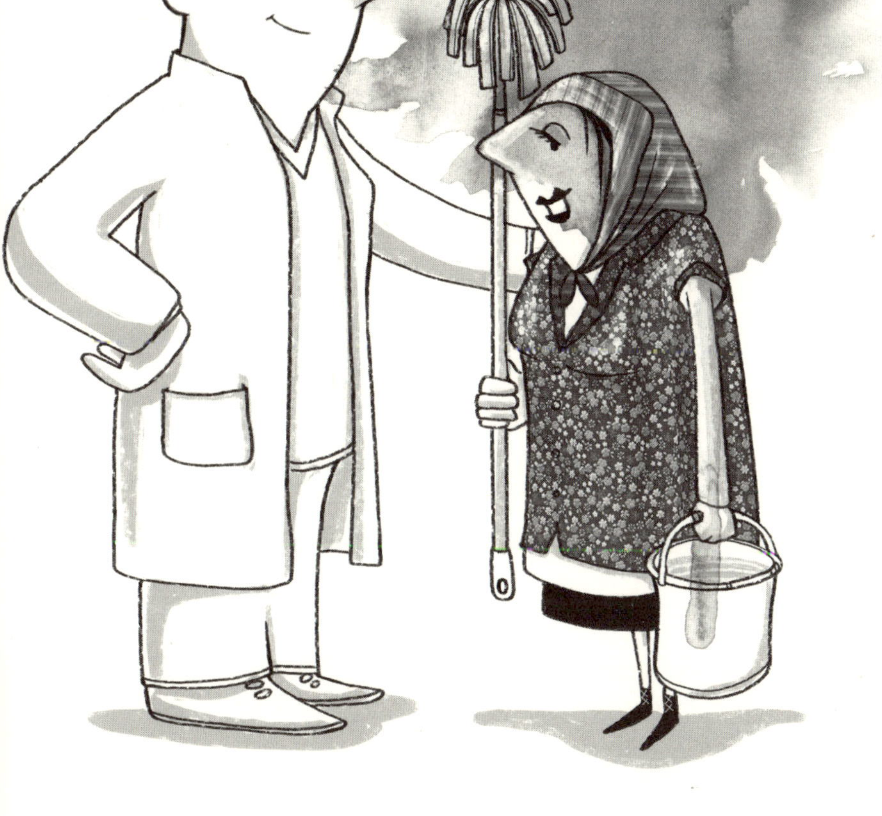

Ein weiterer Punkt ist das Vier-Augen-Prinzip: Die deutsche Strafprozessordnung schreibt vor, dass immer zwei Ärzte eine gerichtliche Obduktion durchführen und die Befunde interpretieren und bewerten müssen. Das wäre bei einem Zwei-Personen-Betrieb, wie im Münsteraner *Tatort* suggeriert, schlechterdings unmöglich, denn das würde bedeuten, dass Boerne und Haller immer, zu jeder Zeit, vor Ort verfügbar sind (denn die in der Rechtsmedizin auflaufenden Todesfälle halten sich nicht an Öffnungs- oder Sprechzeiten) und auch niemals in den Urlaub fahren können.

Zum Vergleich: In der Berliner Rechtsmedizin arbeiten etwa 120 Mitarbeiter (Ärztinnen und Ärzte, Wissenschaftlerinnen und Wissenschaftler in den Laborbereichen von Toxikologie und Genetik, Sektionsassistentinnen und Sektionsassistenten, medizinisch-technische Assistentinnen, Sekretärinnen, Verwaltungsangestellte, Kraftfahrer etc.). Mit weniger Personal wäre die anfallende Arbeit nicht zu bewältigen.

IRRTUM NR. 22

Stark fäulnisveränderte Leichen können wie Walkadaver explodieren

Die Frage, ob menschliche Leichen wie am Strand liegende Walkadaver in die Luft fliegen können, wird uns regelmäßig ganz ernsthaft von angehenden Polizeibeamten in Polizeischülergruppen gestellt, die wir bei uns in Berlin im Landesinstitut für gerichtliche und soziale Medizin in Sachen Leichenschau unterrichten.

Grundlage für diese (irrige) Annahme sind Videos im Internet von angeblich aufgrund von Fäulnisgasbildungen »explodierenden« Walkadavern, die bereits millionenfach geklickt und damit angeschaut worden sind. Der Grund für diese »Explosionen« soll die Druckzunahme im Inneren der aufgeblähten Walkörper durch die Fäulnisgasbildung sein, die sich nicht anders entladen kann als durch plötzliches Aufplatzen des Körpers mit einem sich dabei in die nähere Umgebung ergießenden Schwall von Gedärm und Innereien. Allerdings lehnen ernst zu nehmende Wissenschaftler die Existenz solcher »Biodetonationen« von Tierkadavern ab. Nur wenn mechanisch nachgeholfen wird und die äußere Hülle des

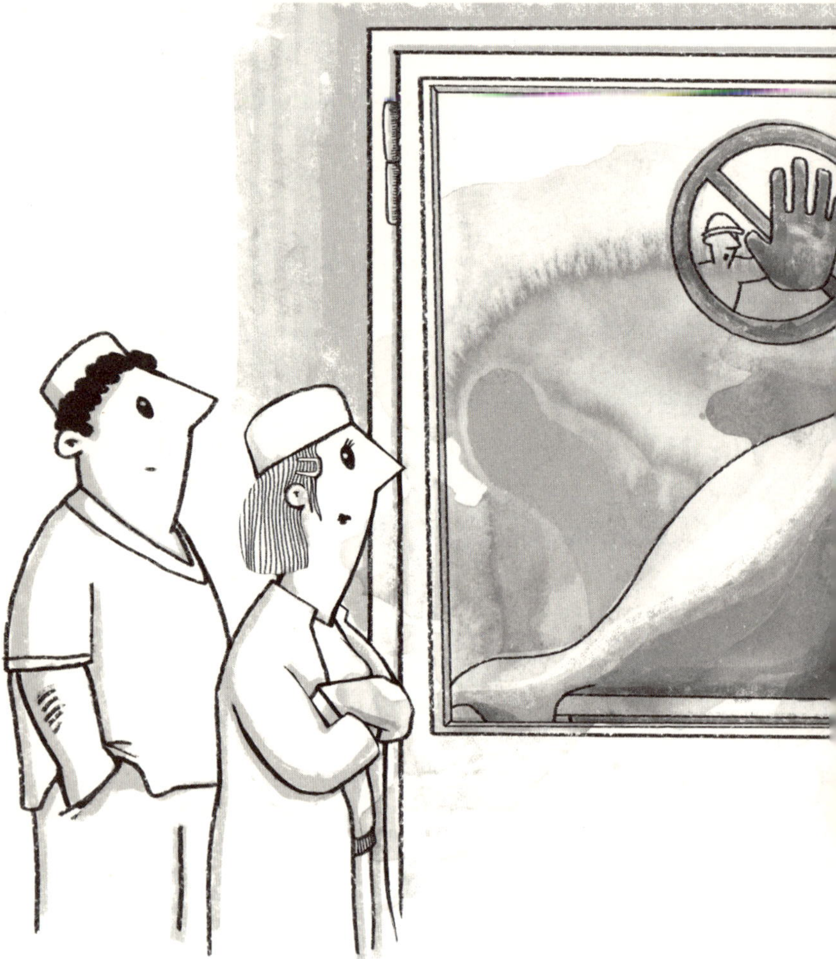

Walkörpers durch Manipulationen geöffnet wird, etwa indem man ein Loch in den Körper hineinschneidet, um den Wal zu zerlegen und ihn dann abtransportieren zu können, kann es offensichtlich zu einem abrupten und heftigen Entweichen von Fäulnisgas kommen – mit der

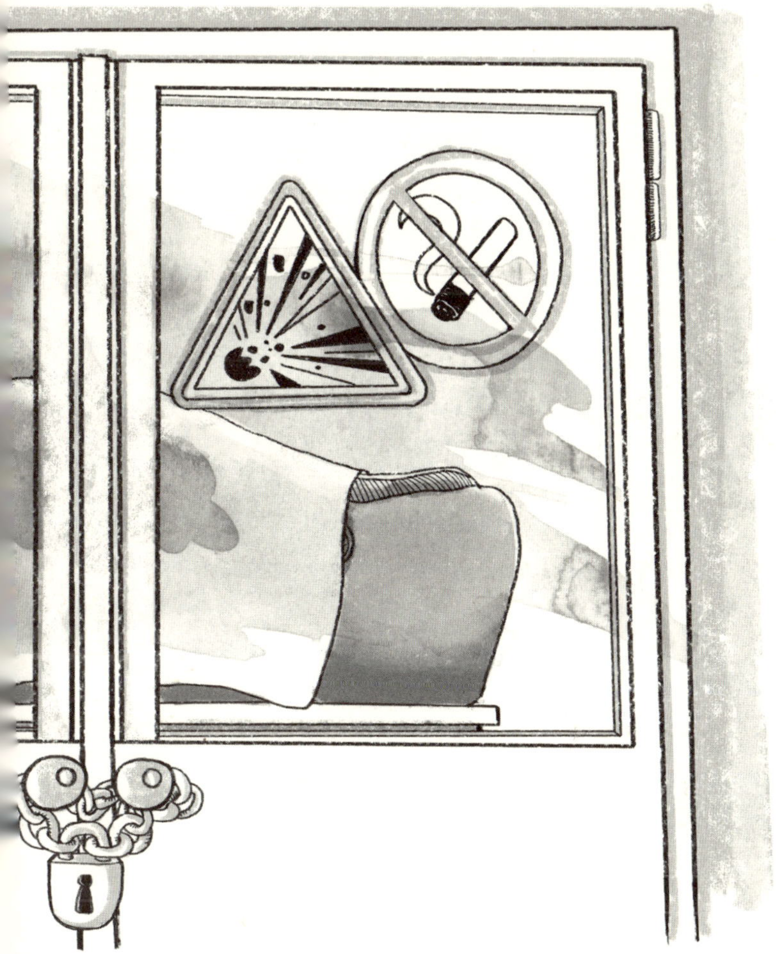

Konsequenz, dass auch Innereien aus dem Kadaver herausgeschleudert werden.

Ähnliche Formen von »Biodetonationen« sind bei menschlichen Leichen allerdings noch nie beobachtet worden. Zwar gibt es durch die postmortale Fäulnisgasblähung zum Teil groteske Aufblähungen – insbesondere der Bauchdecke oder der Gesichtsweichteile –, sodass die oder der Betreffende völlig andere (nämlich adipös anmutende) Körperproportionen bekommt oder der Hodensack männlicher Verstorbener bis auf Volleyballgröße aufgebläht wird, aber fäulnisveränderte menschliche Leichen »explodieren« nicht, auch dann nicht, wenn wir mit unserem Messer im Rahmen der Obduktion die Bauch- und Brusthöhle eröffnen. Was wir dann allerdings bei stark fäulnisgeblähten Leichen hören, ist ein kräftiger Zischlaut, wenn das Fäulnisgas aus dem Körper entweicht. In diesem Moment ist es sehr empfehlenswert, kurzfristig die Luft anzuhalten beziehungsweise nicht weiterzuatmen, denn der Geruch ist wirklich heftig.

Grundlage der Leichenfäulnis und damit auch der für die Volumenzunahme verantwortlichen Fäulnisgasbildung ist der Umstand, dass unser gesamter Dünn- und Dickdarm (von insgesamt etwas mehr als fünf Metern Länge) mit Bakterien besiedelt ist, die zu Lebzeiten durch die Schleimhautbarriere des Darmes und unser Immunsystem in Schach gehalten und an exzessiver Vermehrung und Besiedlung anderer Körperregionen gehindert werden. Nach dem Tod kommen diese Schutzmechanismen und Barriere zum Erliegen, und die Darmbakterien können sich ungehindert im Körper ausbreiten und Fäulnisgas produzieren.

Die Massivität solcher Fäulnisgasbildung wurde mir einmal mehr eindrucksvoll bei der Untersuchung der

Tsunami-Opfer in Thailand im Dezember 2004 und Januar 2005 vor Augen geführt. Dort kamen die thailändischen Behörden in Ermangelung von Kühlkapazitäten für die Toten auf die Idee, die auf dem Boden in einer Tempelanlage liegenden Verstorbenen luftdicht verschnürt in sehr großen Plastiksäcken zu lagern – vermutlich mit der Absicht, die exzessive Vermehrung der Fäulnisbakterien zu unterbinden. Bei der in Thailand auch zu dieser Jahreszeit herrschenden Hitze wurde das Voranschreiten der Leichenfäulnisprozesse allerdings nicht verhindert. Schon wenige Stunden später waren die Plastiksäcke durch die aus den Körperöffnungen der Toten austretenden Fäulnisgase wie riesige Luftballons aufgebläht, was die ganze Szenerie noch bizarrer anmuten ließ.

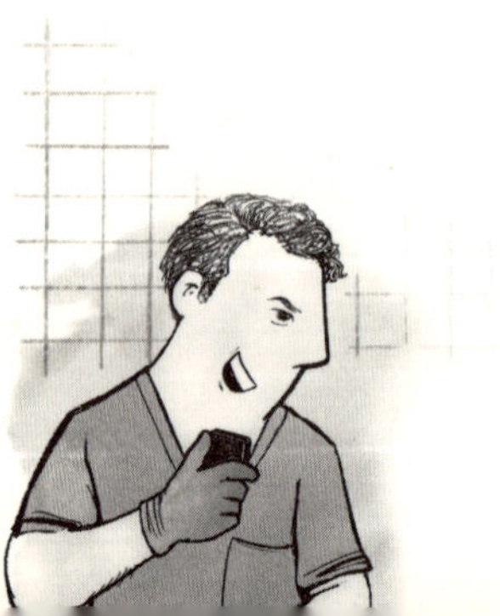

IRRTUM NR. 23

Der Rechtsmediziner kann bei Schussverletzungen Ein- und Ausschuss sicher unterscheiden und auch das Kaliber der verwendeten Schusswaffe ohne Probleme bestimmen

Dem ist leider nicht so. Schussverletzungen sind ein echtes Chamäleon, nicht nur am Leichenfundort, auch im Sektionssaal. Dem österreichischen Rechtsmediziner Richard Dirnhofer wird das Zitat »Jeder Schuss ist anders« zugeschrieben. Diese Feststellung trifft aus meiner Sicht ins Schwarze. Die in TV-Krimis häufig kolportierte Mär von dem bereits am Tatort an einem Toten den Ein- vom Ausschuss unterscheidenden und das Kaliber haargenau festlegenden Rechtsmediziner oder Kriminalbeamten entspricht (leider!) nicht der Realität.

Bei Schussverletzungen unterscheidet man Einschuss, Schusskanal (die vom Projektil durchlaufene Verbindung zwischen Ein- und Ausschuss) und Ausschuss. In der Theorie unterscheiden sich Ein- und Ausschuss durch ihr unterschiedliches Aussehen. Und da geht es schon los, denn das ist leider nur theoretisch so. Zum Beispiel ist die häufige Annahme, der Einschuss sei kleiner als der

Ausschuss, so nicht haltbar, da das Aussehen und die Größe von Ein- und Ausschuss unter anderem davon abhängen, ob das Projektil lediglich durch Weichgewebe drang oder einen Knochen durchschlug. Ausschüsse können mitunter ein schlitzförmiges Aussehen haben, insofern wird die Verletzung zunächst von Rettungskräften nicht für eine Schussverletzung, sondern für einen Messerstich gehalten.

Wenn ein Projektil an Wänden oder der Decke abprallt, bevor es eine Person trifft, und es dadurch zu einer Verringerung der Geschossenergie kommt, ehe das Geschoss in einen Körper eindringt, sieht der Einschuss auch schon wieder ganz anders aus, als er im Lehrbuch beschrieben wird. Ein weiteres Beispiel: Im seltenen Fall, dass der Körper einer Person durchschossen wird, die sich an eine Betonwand lehnt, und das Projektil von der Wand direkt hinter dieser Person wieder abprallt und in den Körper zurückgeschleudert wird, kann es sogar zu zwei Einschüssen bei nur einmaliger Schussabgabe kommen. Das ist auch dann der Fall, wenn der Arm einer Person durchschossen wird und das Projektil daraufhin (durch verringerte Geschossenergie) im Oberkörper stecken bleibt. Ein einziger Schuss ergibt in diesem Fall zwei Einschüsse, aber nur einen Ausschuss.

Dafür gibt es in der Rechtsmedizin dann sogar einen eigenen Fachbegriff: »Mehrfachkörpertreffer«. Kein schönes Wort, aber wir wissen dann, was gemeint ist. Und es gibt noch einen anderen ungewöhnlichen Begriff, diesmal aus dem Polizeijargon, im Zusammenhang mit

Schussabgaben: »Knallzeuge«. Der Knallzeuge unterscheidet sich vom Augenzeugen dadurch, dass er zwar nichts gesehen, dafür aber den Schuss (oder gegebenenfalls mehrere) gehört hat; er kann somit etwas zur ungefähren Uhrzeit aussagen, zu der er abgegeben wurde, und wenn mehrmals geschossen wurde, kann er Angaben zur Anzahl und zum zeitlichen Abstand zwischen den Schüssen machen. Hat ein Knallzeuge also nur einen einzigen Schuss gehört, und es finden sich drei Schussverletzungen an der verletzten oder getöteten Person, kann das also durchaus stimmen, wenn ein und dasselbe Projektil als Folge eines »Mehrfachkörpertreffers« zweimal in den Körper einschlug und dann dort stecken blieb.

Die Beurteilung von Schussverletzungen wird umso schwieriger, je mehr Schüsse abgegeben wurden und eine Person trafen, und die Sachlage wird noch viel komplexer, wenn vielleicht sogar verschiedene Schusswaffen dabei benutzt wurden. Einfluss auf das Aussehen von Ein- und Ausschuss haben die verwendete Munition (Kaliber und Art des Geschosses) und Waffe, die Schussdistanz, die getroffene Körperregion, die Art der Bekleidung sowie die Geschossgeschwindigkeit. Das sind sehr viele Variablen, die häufig zum Zeitpunkt der ersten Untersuchung eines Schusstodesfalles überhaupt nicht bekannt sind. Deshalb tun Rechtsmediziner und Mordermittler gut daran, zunächst größte Vorsicht bei der Zuordnung von Ein- und Ausschuss walten zu lassen und sich nicht vorschnell festzulegen.

Es ist auch eine Mär, dass wir über den Schusskanalverlauf die Flugbahn des Geschosses zurückverfolgen und so rekonstruieren können, aus welcher Position die Waffe abgefeuert wurde und ob der Lauf der Waffe dabei eher in einem Winkel nach oben oder unten zeigte. Den Schusswinkel nur über das Einzeichnen von Ein- und Ausschuss in einem Körperschema im Sektionssaal und dann über das Ziehen einer Verbindungslinie durch die beiden Punkte und über den Einschuss hinaus zu bestimmen, um damit die Position im Raum, wo und wie der Schütze sich bei Betätigung des Abzugs aufhielt, ist aussichtslos. Das können nur die Rechtsmediziner im Fernsehen. Eine solch einfache Schussrekonstruktion ist leider nicht möglich, da es sich, wie so vieles in der Rechtsmedizin, bei Schussabgaben von einem Täter auf ein Opfer um ein dynamisches Geschehen handelt und wir in der Regel nicht wissen, ob die (möglicherweise tödlich) getroffene Person sich zu dem Zeitpunkt, als der Schuss abgegeben wurde, in stehender, sitzender oder vielleicht sogar liegender Position oder in einer springenden oder anderen Bewegung befand. Und dasselbe gilt für den Schützen zum Zeitpunkt der Schussabgabe.

Völlig absurd ist auch das gern gezeigte Aufheben einer am Tatort vorgefundenen Schusswaffe durch Einführen eines Kugelschreibers oder Bleistifts von vorne über die Mündung in den Lauf. Das macht in der Realität niemand. Denn im Inneren des Laufs fast aller Revolver und Pistolen sind sogenannte Züge und Felder, spiralig nebeneinander angeordnete kleine Rillen und Erhöhungen, die notwendig sind, um dem Projektil, wenn es durch den Lauf fliegt, den notwendigen Drall (also die Drehung des Geschosses um die eigene Längsachse) zu verleihen, damit die Flugbahn stabil und insofern auch vorhersehbar ist (nur so kann überhaupt gezielt werden). Wenn durch Einbringen eines länglichen Gegenstandes die Züge und Felder beschädigt und damit das innere Relief des Laufes verändert wird, kann es später bei der ballistischen Untersuchung von Waffe und Projektil schwer oder unmöglich sein, das Geschoss (oder was davon übrig blieb) der zum Abfeuern verwendeten Schusswaffe zuzuordnen. Zudem würde auch kein Polizeibeamter eine Schusswaffe so berühren, da gar nicht klar ist, ob bei so unsachgemäßer Bergung der Waffe sich nicht vielleicht unbeabsichtigt ein Schuss löst.

Apropos Züge und Felder: In der Introszene der James-Bond-Filme ist nicht etwa ein Auge zu sehen, vor dem 007 auftaucht und dann aus der seitlichen Drehung heraus in lockerer Bewegung auf selbiges feuert, wobei es sich dann von oben nach unten blutig verfärbt; vielmehr schaut der Betrachter aus der Perspektive des Waffenlaufs aus einer Waffenmündung auf James Bond. Und die ringsherum um die Öffnung sich abzeichnenden Spiralen sind nichts anderes als diese Züge und Felder im Inneren des Laufs der Schusswaffe desjenigen, den 007 dann mal eben kurzerhand neutralisiert.

Die Terminologie der Schusswaffen ist nicht einheitlich und damit für den Laien verwirrend. Neben der Unterscheidung in die Kategorien Kurzwaffen (Revolver, Pistolen, Maschinenpistolen) und Langwaffen (Armeegewehre,

Maschinengewehre, Jagdgewehre; Letztere wiederum unterteilt in Flinten und Büchsen) gibt es weitere Merkmale, die gerne zur Kategorisierung von Schusswaffen herangezogen werden, wie halbautomatische und automatische Waffen oder einschüssige und mehrschüssige Feuerwaffen. Und dann gibt es noch die Kollegen, die in den Kategorien Faustfeuerwaffen und Handfeuerwaffen denken – was von den meisten Krimiautoren regelmäßig verwechselt wird. Eine Faustfeuerwaffe ist definiert als eine Waffe, die – wie Revolver und Pistolen – mit einer Hand abgefeuert werden kann. Handfeuerwaffen sind Schusswaffen, bei denen zum Abfeuern zwingend beide Hände benötigt werden. Die fälschliche Bezeichnung von Pistolen oder Revolvern als Handfeuerwaffen in Krimis oder im Fernsehen geht auf die offensichtliche

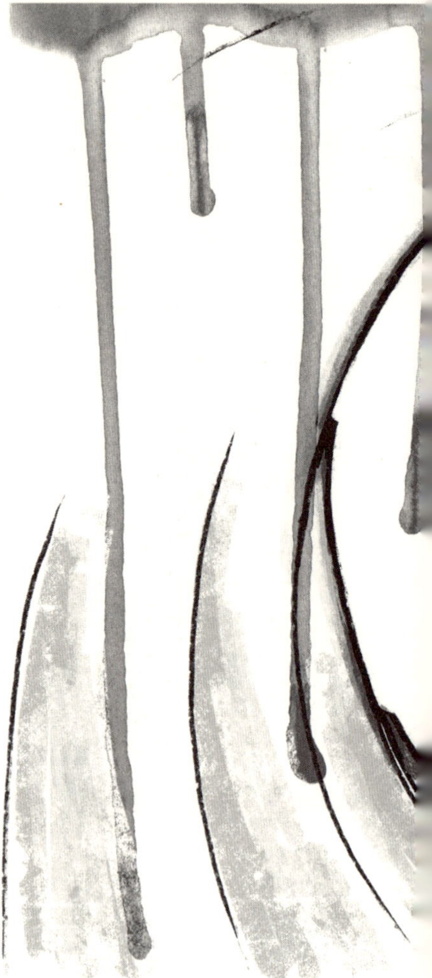

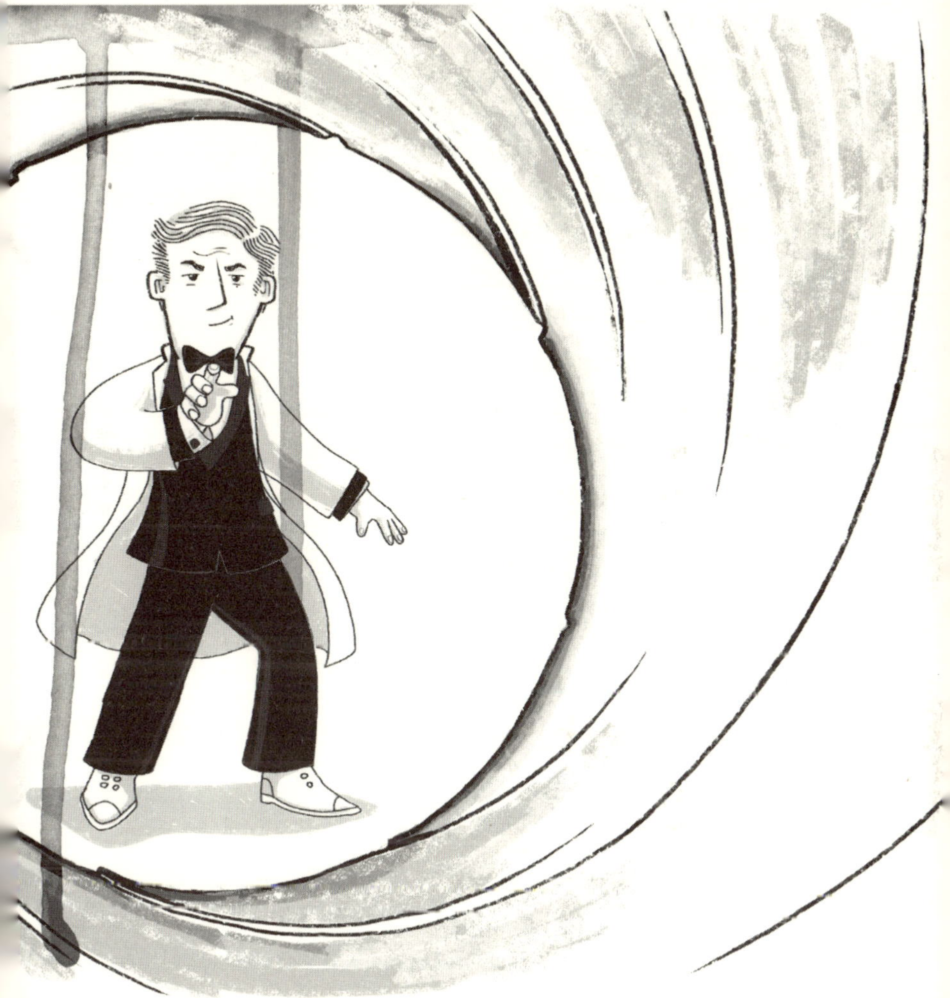

Fehlannahme der jeweiligen Autoren zurück, dass es sich bei einer Waffe, die man in der Hand hält (wie Revolver oder Pistole), dann wohl auch um eine Handfeuerwaffe handeln muss.

Die Unterscheidung zwischen Suizid und Fremdbeibringung bei Kopf- oder Körperschüssen ist aus der rein rechtsmedizinischen Perspektive häufig gar nicht möglich. Einen Hinweis geben unter Umständen die sogenannten Rückschleuderspuren oder Rückwärtsspritzer. Dabei handelt es sich vom Einschuss entgegen der Schussrichtung weggeschleudertes Blut und Gewebeteilchen, die durch dynamische Prozesse innerhalb des Geschosskanals im Körper eine Beschleunigung entgegen der Schussrichtung erfahren. Sie können dann an der waffenführenden Hand bei suizidaler Schussabgabe nachgewiesen werden.

Ein weiteres wichtiges Kriterium zur Unterscheidung Selbsttötung versus Fremdbeibringung ist die Schussentfernung. Wenn die Schussentfernung (definiert als der Abstand zwischen Waffenmündung und Ziel) größer als die Armlänge des Toten ist, dann ist ein Suizid kaum möglich. Die Schussentfernungsbestimmung ist allerdings kein Betätigungsfeld von Rechtsmedizinern, auch wenn viele Krimi- und Drehbuchautoren das immer noch bei uns verorten. Die genaue Schussentfernungsbestimmung übernehmen Ballistiker der kriminaltechnischen Institute an den Landeskriminalämtern. Hierfür untersuchen sie unter anderem die Schmauchspuren an Kleidung oder Haut. Schmauchspuren entstehen durch das Mündungsfeuer einer Waffe. Dabei handelt es sich um kleinste, teilweise nur mikroskopisch nachweisbare, manchmal schon mit dem bloßen Auge sichtbare, unvollständig verbrannte Teile der Treibladung von Patronen.

Über das Vorhandensein, die Menge und die Art von Schmauch lässt sich dann von den Ballistikern die Schussentfernung eingrenzen.

Interessant im Zusammenhang mit Schussverletzungen ist auch die Tatsache, dass es durch ein im Körper verbliebenes Projektil und insbesondere bei Schrotkügelchen, die nicht operativ entfernt werden, zu einer (unter Umständen sogar tödlich verlaufenden) chronischen Bleivergiftung kommen kann. Eine solche Bleivergiftung kann sich erst nach Jahrzehnten durch Gewichtsverlust, Blutarmut, Muskelschmerzen und Krampfanfälle bemerkbar machen. Ein Bezug zu der fast eine Ewigkeit zurückliegenden (Schrot-)Schussverletzung wird dann häufig überhaupt nicht von den behandelnden Ärzten differenzialdiagnostisch in Erwägung gezogen. Das wäre doch auch mal ein schöner Krimi-Plot, oder?

Und zum Abschluss noch ein besonderes Schmankerl, was kein Autor so wissen dürfte: Wenn ein Schütze (zum Beispiel ein Polizeibeamter, der im Dienst von der Waffe Gebrauch machen musste) angibt, auf einen Menschen von vorne, also von Angesicht zu Angesicht, geschossen zu haben, sich der Einschuss aber am Rücken oder sonst irgendwo anders an der Körperrückseite des Betreffenden befindet, bedeutet das nicht zwangsläufig, dass der Polizeibeamte die Unwahrheit sagt – zum Beispiel als Schutzbehauptung, weil er eigentlich von hinten auf die Person geschossen hat, das aber ungern so zu Protokoll geben möchte. Es gibt wissenschaftliche Untersuchungen, die sich mit der Zeitdauer, die ein Mensch für eine

180-Grad-Drehung benötigt, beschäftigt haben. Dabei konnte nachgewiesen werden, dass bei einer Schussabgabe eine blitzschnelle Drehung der Person, auf die gezielt wurde, ausreicht, dass der Betreffende dem Schützen zum Zeitpunkt des Einschlages des Geschosses dann den Rücken zugedreht hat. Ergo: Eine Schussverletzung am Rücken bedeutet keinesfalls immer, dass von hinten auf die angeschossene Person gezielt wurde.

IRRTUM NR. 24

Die Obduktion eines Verstorbenen ist nur mit Zustimmung der Angehörigen statthaft

Nein, keineswegs. Das gilt zwar für klinische Obduktionen, die von Pathologen bei natürlichen Todesfällen in Krankenhäusern zum Zwecke der medizinischen Qualitätssicherung durchgeführt werden, nicht aber für die in der Rechtsmedizin stattfindenden gerichtlichen Obduktionen.

Wenn Anhaltspunkte für einen gewaltsamen Tod vorliegen, wird der Leichnam von der Staatsanwaltschaft beschlagnahmt. Dann entscheidet ein Richter, auf entsprechenden Antrag der Staatsanwaltschaft hin, ob er eine Obduktion anordnet oder nicht. Die Angehörigen der oder des Verstorbenen haben dabei keine Möglichkeit der Einflussnahme, weder auf die Beschlagnahme des Leichnams durch die Staatsanwaltschaft noch auf eine richterliche Anordnung der Obduktion. Die Angehörigen können zwar widersprechen, das hat aber keinerlei praktische Relevanz. Eine Obduktion wird durchgeführt, unabhängig davon, ob die Angehörigen dies – auch aus religiösen Gründen – ablehnen. Notfalls erfolgt

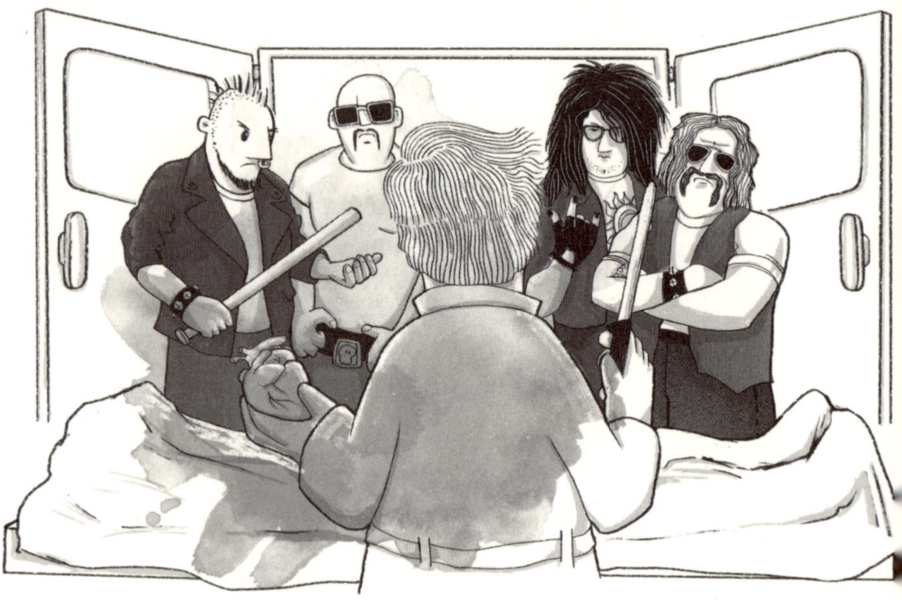

eine Obduktion sogar unter Polizeischutz (auch das ist bei uns schon vorgekommen).

Erst wenn nach der Obduktion von den untersuchenden Rechtsmedizinern der Staatsanwaltschaft schriftlich mitgeteilt wird, dass keine Bedenken gegen eine »Freigabe« des Leichnams bestehen, wird die Leiche von der Staatsanwaltschaft zur Bestattung freigegeben, und die Angehörigen können eine Abholung der oder des Toten aus dem rechtsmedizinischen Institut durch ein von ihnen beauftragtes Bestattungsunternehmen veranlassen.

IRRTUM NR. 25

Jeder Rechtsmediziner ist in Personalunion Experte für forensische Pathologie, Toxikologie, Molekulargenetik, Anthropologie, Entomologie, Ballistik, Profiling ...

Mitnichten. Die Altvorderen der Rechtsmedizin vor hundert Jahren mögen noch regelrechte Universalgelehrte in ihrem Fach gewesen sein. Seit der Einführung der DNA-Analyse Ende der 1980er- und 1990er-Jahre, immer neuerer und speziellerer Untersuchungstechniken und diversifizierter Fragestellungen in der Toxikologie, des neuen Felds der Forensischen Bildgebung mittels Computertomografie und Magnetresonanztomografie und angesichts der ständig zunehmenden Interdisziplinarität der Rechtsmedizin und nicht zuletzt vor dem Hintergrund, dass der Wissenszuwachs in der Medizin sich alle fünf Jahre verdoppelt, kann heute kein Rechtsmediziner mehr von sich behaupten, dass er alle Teilgebiete seiner Profession auch nur annähernd überblickt, geschweige denn beherrscht. Auch wenn Professor Karl-Friedrich Boerne aus dem Münsteraner *Tatort* sicherlich mit seiner von Zeit zu Zeit an den wilhelminisch-preußischen Überlegenheitskult erinnernden Arroganz von sich behaupten würde, dass er alles kann. Aber der Mann ist eben auch nur Fiktion.

Der letzte große Gelehrte und Altmeister der Rechtsmedizin ist der 2009 verstorbene Prof. Dr. med. Dr. h.c. mult. Otto Prokop. Nachdem er sich 1953 in der Gerichtlichen Medizin (wie die Rechtsmedizin damals noch hieß) habilitiert hatte, erhielt Prokop 1957 den Ruf an die Humboldt-Universität zu Berlin, wo er drei Jahrzehnte, bis zu seiner Emeritierung 1987, den Lehrstuhl für Rechtsmedizin an der Charité innehatte. Dieser Mann, mein Vor-Vor-Vorgänger am Charité-Institut, war zeit seines Lebens Rechtsmediziner und Wissenschaftler mit Leib und Seele. Viele grundlegende Erkenntnisse und noch heute gültige Konzepte in Forensischer Pathologie und Traumatologie sowie in der Serologie, dem Vorläufer und Wegbereiter der DNA-Analyse, gehen auf Prokop zurück.

Aber trotz aller technischen Neuerungen, die mit der Einführung immer weiter entwickelter DNA-Analysen, immer empfindlicherer Nachweisverfahren in der Toxikologie – bis hin zur Einbeziehung neuer Matrizes wie Haare, Mekonium (»Kindspech«) oder Nägel – oder dem Einsatz hoch technisierter bildgebender Verfahren im Sektionsaal einhergehen, ist es auch heute immer noch der untersuchende Rechtsmediziner, der als Fachmann am Tatort, am Leichenfundort und im Sektionssaal den Ermittlern die entscheidenden Hinweise geben muss.

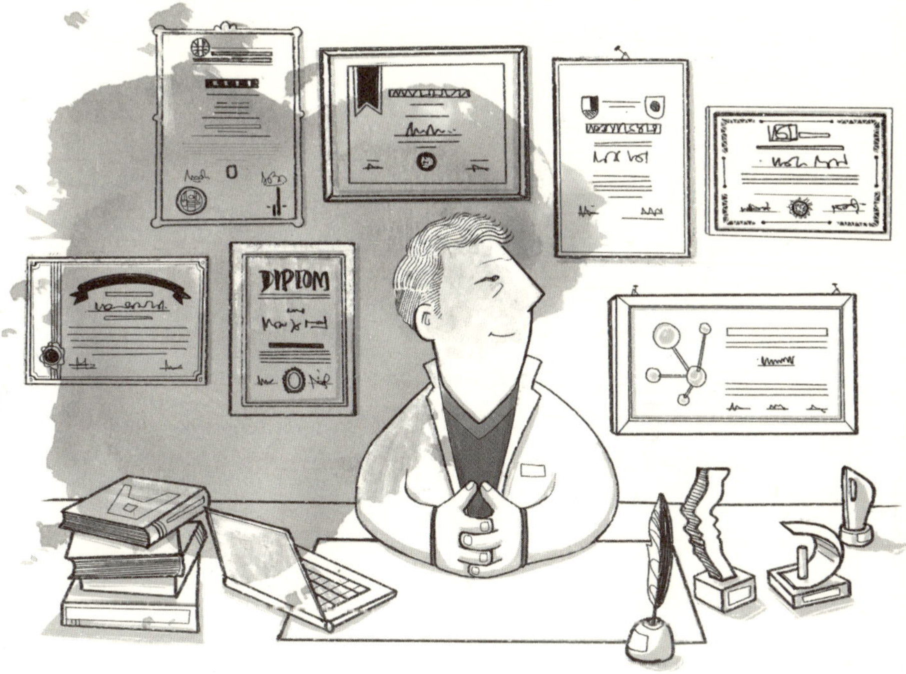

Wichtig ist in diesem Zusammenhang, dass rechtsmedizinisches Wissen Erfahrungswissen ist. Nur wer schon vieles gesehen hat, kann Auffindesituationen von Toten und Obduktionsbefunde im rechtsmedizinischen Kontext richtig einschätzen. Otto Prokop schrieb in der Einleitung zur zweiten Auflage seines *Atlas der gerichtlichen Medizin* (nach wie vor der unangefochtene Klassiker unter allen Fachbüchern in der Rechtsmedizin): »So ist es wohl kein Wunder, wenn der alte, erfahrene Gerichtsmediziner, der viele Fälle gesehen und durchstudiert hat, aus

Leichenbefunden oft erstaunliche Rückschlüsse auf den Täter und auf den Tathergang ziehen kann. Er hat dies dem jüngeren Gerichtsmediziner, auch wenn dieser eine noch so gute naturwissenschaftliche Ausbildung besitzt, voraus.« Diese Maxime des Altmeisters hat nach wie vor ihre Gültigkeit.

IRRTUM NR. 26

Um Tierbisse an einer Leiche nachweisen zu können, bedarf es eines Zoologen, ein Rechtsmediziner ist dazu nicht in der Lage

Hier ein konkretes Beispiel des zugrunde liegenden Irrtums: In der Folge »Wölfe« der Serie *Polizeiruf 110* steht Hauptkommissar Hanns von Meuffels (gespielt von Matthias Brandt) im Sektionssaal mit einem Rechtsmediziner und einem Zoologen namens Doktor Wiesinger – ja, als Zoologe wird der Mann in dieser Episode tatsächlich betitelt, nicht etwa als Veterinärpathologe, was vielleicht die ursprüngliche Überlegung der Autoren bei der Entwicklung dieser Figur war. Die drei Männer betrachten die arg verunstaltete Leiche einer Frau auf dem Sektionstisch vor ihnen.

Der Zoologe Doktor Wiesinger gibt seine geschätzte Expertise zu der Frage ab, ob die Verletzungen der Frau postmortal von einem Haustier, einem Hund oder einem Kater, der sich zum Zeitpunkt des Todes eventuell in der Wohnung aufgehalten hat, verursacht worden sein könnten. Er sagt wörtlich: »Ein Hund würde das nicht machen, die Leiche von Herrchen oder Frauchen anknabbern; die legen sich daneben und verhungern elendig.«

Frage: Wie viele Fehler sind in dieser Szene versteckt? Antwort: Zwei. Erstens: Zoologen haben im Sektionssaal ungefähr so viel zu suchen wie Apfelmus in einer Mousse au Chocolat. Gelegentlich arbeiten wir zwar mit Veterinärpathologen zusammen, allerdings beantworten nicht die Veterinärpathologen unsere Fragen, sondern wir deren – nämlich dann, wenn es um die gewaltsame Tötung von Wild- oder Haustieren oder den Vorwurf der Tierquälerei geht (ein Beispiel aus meiner Praxis: Wurde der Igel lebendig mit Benzin übergossen und dann angezündet oder erst postmortal?). Zweitens: Natürlich »knabbern« (um bei der Wortwahl Wiesingers zu bleiben) Haustiere ihre verstorbenen Besitzer an.

Das ist ein Phänomen, das wir regelmäßig an Leichenfundorten oder im Sektionssaal zu sehen bekommen und als postmortaler Tierfraß bezeichnet wird. Fast immer handelt es sich dabei um Todesfälle aus natürlicher Ursache (wie Herzinfarkt oder Schlaganfall), und das Tier kommt erst später ins Spiel. Aufgrund der großen Verbreitung von Hunden als Haustiere sind sie die häufigsten Verursacher dieser zum Teil grotesken Verstümmelungen, die sich überwiegend im Gesichts- und Halsbereich des ehemaligen Herrchens oder Frauchens finden. Aber auch postmortale Tierfraßverletzungen durch andere Haustiere wie Katzen und sogar Hamster haben ihren Eingang in rechtsmedizinische Lehrbücher gefunden. Hunger ist hierbei die häufigste Motivation für die

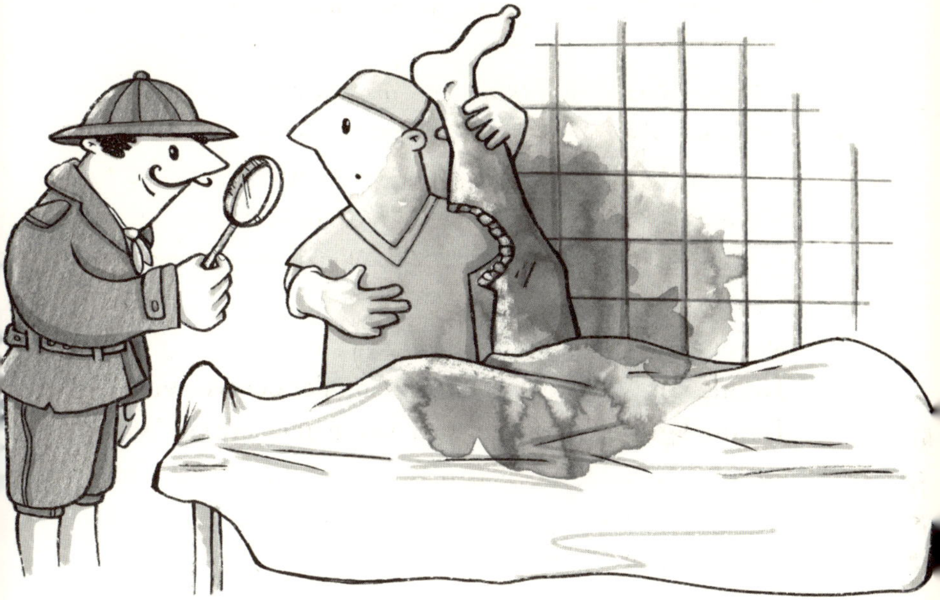

Tiere, ihrem ehemaligen Begleiter zu Leibe zu rücken, wenn nicht mehr ausreichend Nahrung in der Wohnung zur Verfügung steht.

Übrigens: Was denken Sie? Wie viele der Hunde, die aus einer Wohnung gerettet wurden, in der der Besitzer erst kürzlich verstorben ist, und die in ein Tierheim kamen, haben sich nach dem Tod ihres Herrchens wohl von demselben ernährt?

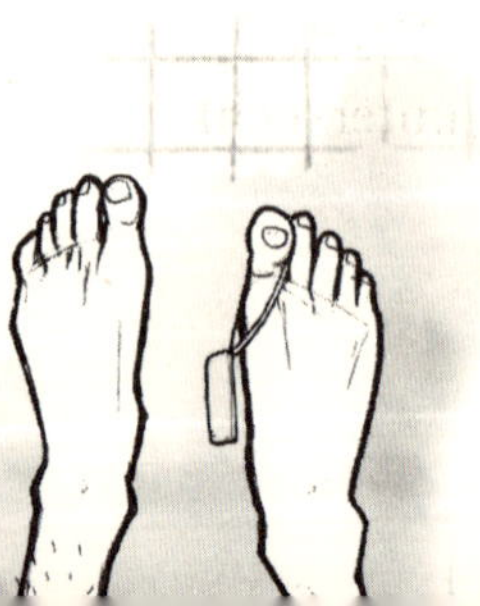

IRRTUM NR. 27

Eine Obduktion endet mit dem Zeitpunkt der Feststellung der Todesursache

Manchmal sieht man in Fernsehkrimis, dass bei einem Tod durch Erwürgen oder Erdrosseln nur der Hals des »Toten« durch unsere fiktiven TV-Kollegen untersucht wird oder, wenn ein Herzinfarkt als Todesursache festgestellt wurde, dass die Sektion flugs beendet wird, weil ja alles klar ist. Dies impliziert, dass eine Teilsektion, also eine nur teilweise präparatorische Darstellung von Verletzungen und Organen ausreicht, wenn damit der Zweck der Klärung der Todesursache erfüllt ist.

Eine irrige Darstellung, denn in Deutschland gilt das Prinzip der Komplettsektion. In der Strafprozessordnung ist im Paragraf 87 festgelegt, dass bei einer gerichtlichen Sektion alle drei Körperhöhlen (Kopf-, Brust-, Bauchhöhle) geöffnet werden müssen. Auch wenn wir gleich zu Beginn der Obduktion eine eindeutige Todesursache, wie zum Beispiel einen Herzinfarkt oder eine Lungenschlagaderembolie, festgestellt haben, dürfen wir die Sektion nicht etwa abbrechen und mit unserer Untersuchung der Leiche aufhören. Jedes einzelne Organ muss untersucht

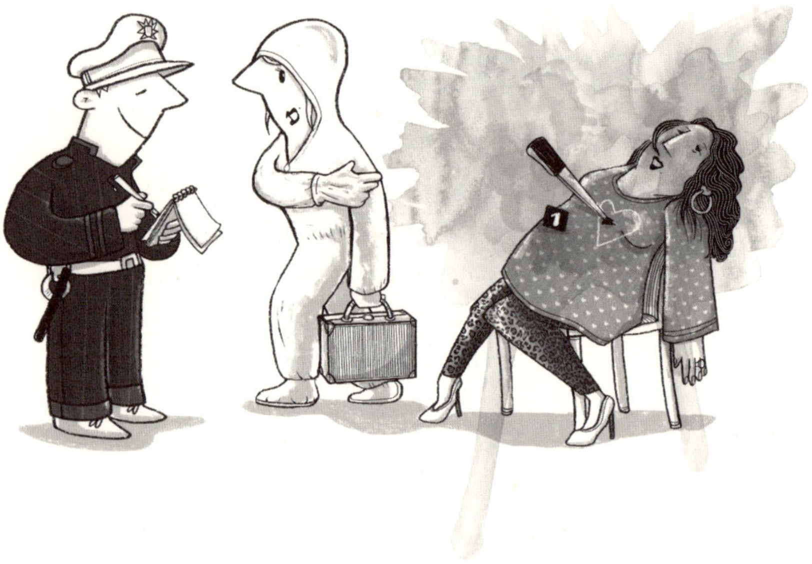

werden, und dann im Anschluss an die Obduktion, wenn alle Befunde vorliegen, müssen alle etwaigen krankhaften Befunde oder Verletzungen im Kontext gewürdigt werden. Wir Rechtsmediziner nennen das dann in der uns eigenen Terminologie *Zusammenschau der Befunde.*

IRRTUM NR. 28

Bei der Bestimmung des Todeszeitpunkts ist die Entomologie, die Insektenkunde zum Zwecke der Aufklärung von Verbrechen, integraler und unverzichtbarer Bestandteil der Arbeit in der Rechtsmedizin

Nein, das stimmt so nicht. An den 33 Instituten für Rechtsmedizin in Deutschland sind lediglich an zwei Instituten Biologen als Mitarbeiter fest angestellt, die sich mit entomologischen Fragestellungen beschäftigen. In seltenen Fällen werden freiberuflich tätige Biologen zur Einschätzung der Leichenliegezeit, zur Zuordnung von Tatorten zu Tatverdächtigen, zur Unterscheidung von Tatort versus Leichenfundort oder zur Eingrenzung von Todeszeiträumen nach Jahreszeiten herangezogen. Bei solchen Fragestellungen kann die Expertise eines Entomologen hilfreich sein und wichtige Anhaltspunkte für die weiteren kriminalpolizeilichen Ermittlungen geben. Dass die Entomologie, die Insektenkunde im Dienste der Aufklärung von Verbrechen, allerdings in der Rechtsmedizin nicht regelmäßig zur Anwendung kommt, liegt zum einen daran, dass die meisten der oben genannten Frage-

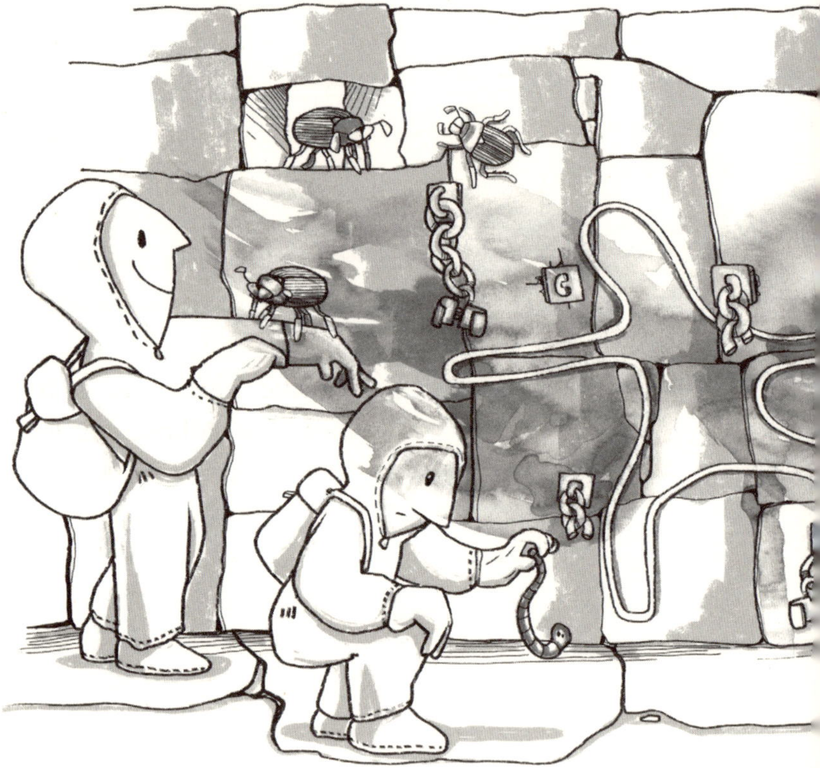

stellungen mithilfe von Zeugenaussagen und rechtsmedizinischen oder kriminaltechnischen Untersuchungen relativ genau beantwortet werden können. Nur in sehr wenigen Spezialfällen helfen die zuvor genannten Verfahren nicht weiter. Und dann sind da noch die pekuniären Gesichtspunkte: Es ist schlichtweg aufgrund des knappen Personalschlüssels in rechtsmedizinischen Instituten kaum möglich, die personelle Ressource eines forensischen Entomologen vorzuhalten.

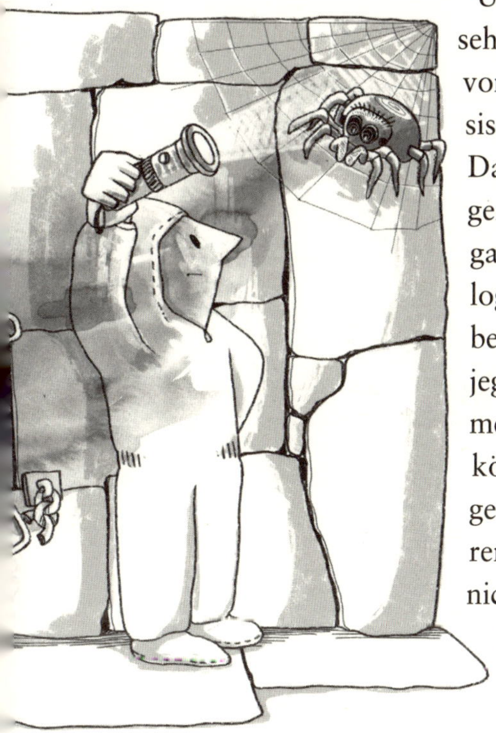

Und um Ihnen als Fernsehzuschauer oder Fan von Simon Becketts forensischem Anthropologen David Hunter, der ja auch gerne mal en passant und ganz nebenbei entomologische Fragestellungen beantwortet, jetzt noch jegliche Illusion zu nehmen: Die Polizeiermittler können in der Regel Fragestellungen zur ungefähren Todeszeit (natürlich nicht auf die Stunde oder Minute genau, sondern im Bereich von Tagen) und Leichenliegezeit genauer beantworten als unter Zuhilfenahme kleiner Krabbeltiere, wenn sie danach schauen, wann ein Verstorbener vor seinem Tode das letzte Mal sein Handy benutzt hat oder im Internet unterwegs war, wann er ausweislich von Einkaufszetteln, die sich in seiner Wohnung finden, das letzte Mal einkaufen war oder wann das Verfallsdatum eines vergammelten Toastbrots oder anderer Lebensmittel am Leichenfundort erreicht war.

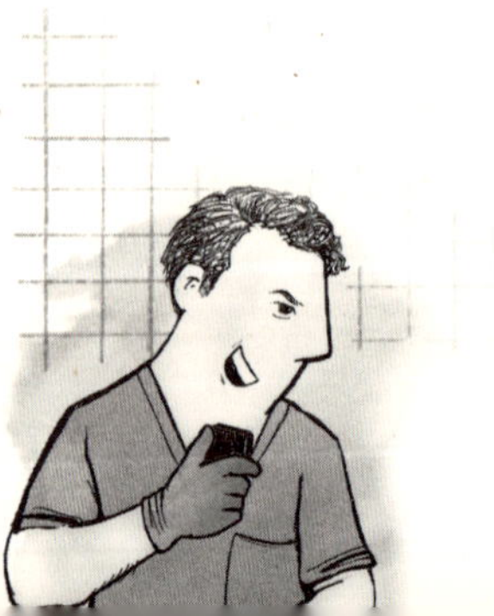

IRRTUM NR. 29

Jemanden zu erwürgen ist eine effektive und insbesondere sehr schnelle Mordmethode

In der großartigen italienischen TV-Serie *Gomorrha* gibt es in der ersten Folge der zweiten Staffel eine Szene, in der der Bösewicht Ciro Di Marzio, gespielt von Marco D'Amore (so kann auch nur ein Italiener heißen), seine Ehefrau am Strand mit einer Hand innerhalb von 35 Sekunden erwürgt – ich habe das mit der Stoppuhr ermittelt. Ähnliche Szenen gibt es zuhauf in Kriminal- und Thrillerfilmen, was den unbedarften Zuschauer zu der Annahme verleiten könnte, dass Erwürgen eine effektive und sehr schnelle Mordmethode sei.

Erwürgen, definiert als die tödliche Kompression des Halses durch eine oder beide Hände, ist eine der brutalsten und für das Opfer grausamsten, langwierigsten und für den Täter anstrengendsten Mordmethoden, die es überhaupt gibt. Aus den Einlassungen geständiger Täter vor Gericht, die jemanden erwürgt haben, weiß man, dass der Vorgang des Erwürgens, gerade wenn das Opfer heftige Gegenwehr leistet, in der Regel mindestens fünf bis zehn Minuten dauert, manchmal sogar noch länger.

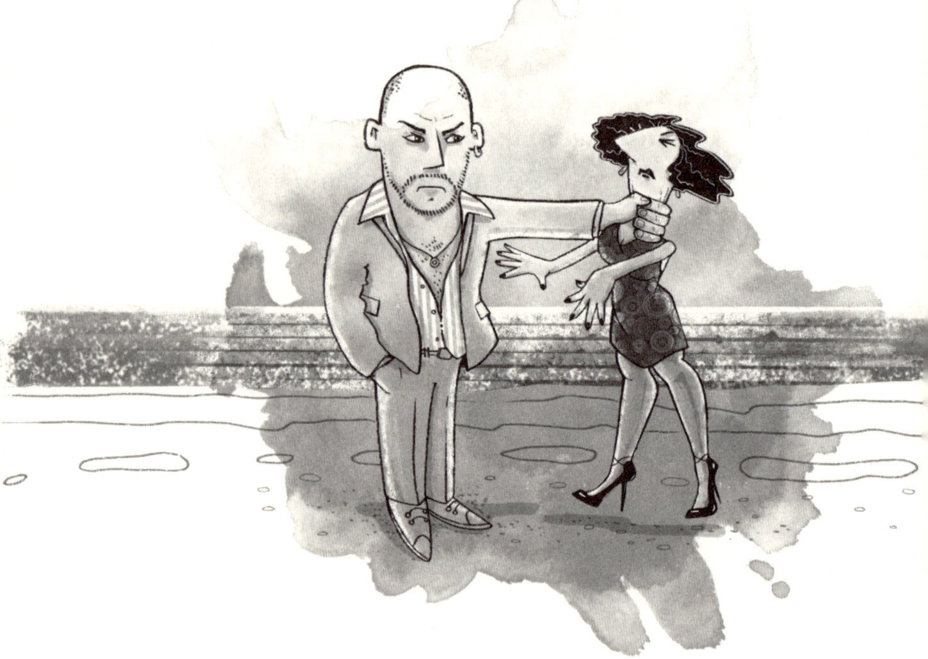

Häufig ist die Anstrengung für den Täter so groß, dass er vor Erschöpfung immer wieder von seinem Opfer ablässt – mitunter auch in der Annahme, der Betreffende sei bereits tot –, um dann festzustellen, dass das Opfer nach kurzer Zeit das Bewusstsein wiedererlangt und der Täter daraufhin seinen Würgeangriff fortsetzen muss.

Schilderungen von Opfern, die einen Mordversuch durch Erwürgen überlebt haben, stellen die ihnen wie eine Ewigkeit vorkommende Todesangst, die sie dabei durchlitten haben, sehr plastisch dar.

Erwürgen ist nicht selten eine Affekthandlung, als barbarischer Höhepunkt einer sehr emotionalen Auseinandersetzung, und meist sind Frauen die Opfer, da für ein Erwürgen die körperliche Überlegenheit des Täters ganz entscheidend ist.

Insofern ist Erwürgen nichts, was man filmisch realistisch umsetzen kann, denn ein viele Minuten dauernder Todeskampf ist keinem Zuschauer zuzumuten.

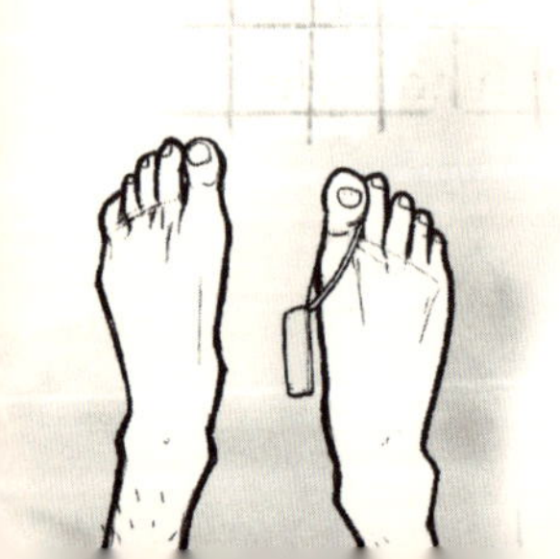

IRRTUM NR. 30

Die sichere Unterscheidung von Schnitt- und Stichverletzungen gestaltet sich für den Rechtsmediziner schwierig

In der ersten Staffel der großartigen Serie *True Detective* gibt es in der mit »The locked room« betitelten dritten Folge eine Szene, in der Detective Rustin Cohle (gespielt von Matthew McConaughey) und Detective Martin Hart (großartig verkörpert von Woody Harrelson) über ungelöste Mordfälle der letzten Jahre sprechen, die sie mit ihrem aktuellen Fall eines Serienmörders in Verbindung bringen. Detective Cohle sagt zu Detective Hart: »Sieh dir das an, Schnittwunden an ihrem Unterleib ...« – und das, während sie das Foto eines Opfers mit sieben, von der Maskenbildnerin wirklich gut gemachten, Stichwunden betrachten.

Ich kann als Außenstehender beziehungsweise Zuschauer nicht beurteilen, ob dieser Fehler sich bereits im Drehbuch befindet, dass Stich- und Schnittverletzungen verwechselt werden, oder vielleicht an einer fehlerhaften deutschen Übersetzung oder Synchronisation. Auf jeden Fall werden hier Äpfel mit Birnen verwechselt (und nicht

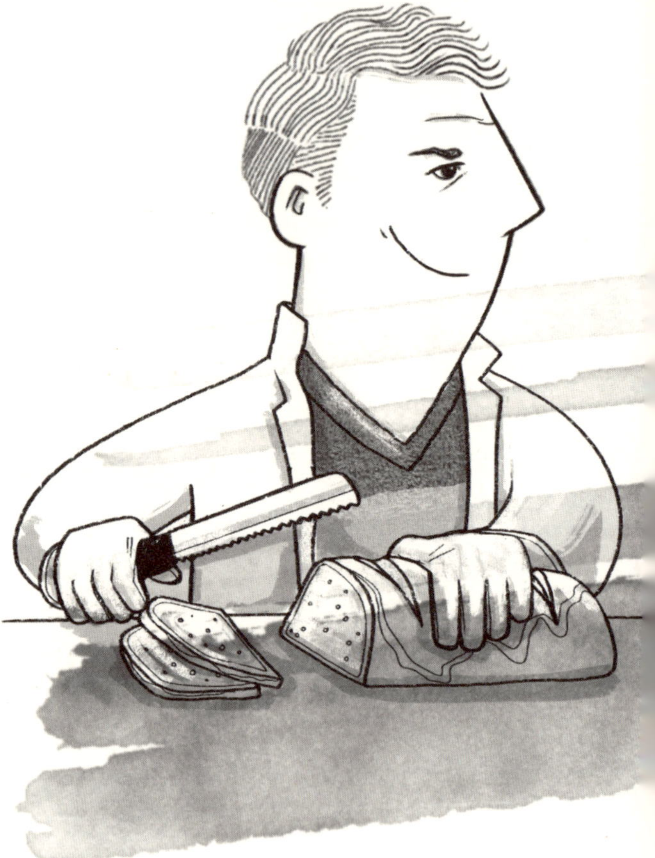

etwa verglichen). Schnitt- und Stichwunden unterscheiden sich nicht nur ganz erheblich in ihrem Aussehen, auch in der strafrechtlichen Konsequenz ist es in der Regel ganz entscheidend, ob der Täter dem Opfer tiefe Stichwunden oder »nur« Schnittverletzungen zugefügt hat. Denn Erstere sind meist lebensgefährlich, Letztere in der Regel nicht.

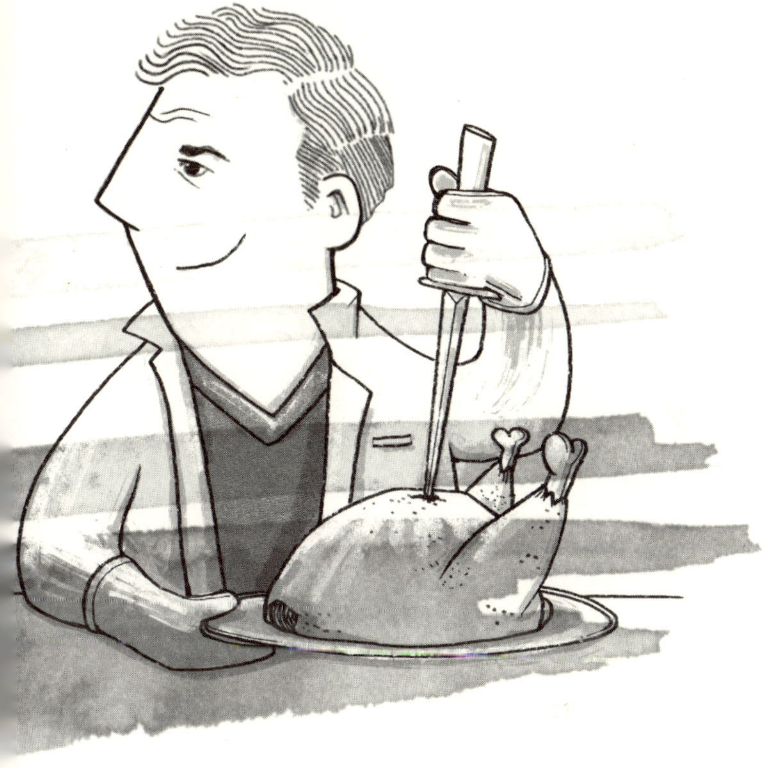

Stich- und Schnittverletzungen entstehen beide durch die Einwirkung eines spitzen Gegenstands auf die Körperoberfläche. In der Regel handelt es sich dabei um die Klinge eines Messers, manchmal auch um eine Schere, Glasscherben oder Ähnliches. Allerdings ist bei der Stichverletzung die Tiefe der Verletzung im Körper (die wir als »Stichkanal« bezeichnen) länger als die Länge der Hautwunde – im Gegensatz zur Schnittverletzung, bei der der Hautschnitt länger ist als die Tiefe der Verletzung. Allerdings sind die für die oben genannte Verwechslung von Schnitt- mit Stichwunden verantwortlichen Drehbuchschreiber oder Übersetzer in guter Gesellschaft. Ich habe Fälle bearbeitet, bei denen ich (überlebende) Opfer von Messerangriffen nach der Tat (und nach der chirurgischen Versorgung) im Krankenhaus untersucht habe und mir die Operateure von Schnittverletzungen berichteten, die sich dann aber nach Auswertung des Operationsberichts (in dem die Tiefe des Stichkanals und die im Verlauf desselben liegenden Verletzungen von Organen und Strukturen im Körperinneren detailliert beschrieben werden) als Stichwunden herausstellten.

Ein Rechtsmediziner kann beide Arten von Verletzungen schon bei der äußeren Leichenschau genau differenzieren. Schon das einfache Auseinanderspreizen der Wunde und die Inspektion der Wundränder geben in der Regel ein klares Bild darüber ab, womit wir es zu tun haben. Aber genaue Aussagen zu der Art des verwendeten Messers, insbesondere im Hinblick auf die Klingenlänge, können sich in der Realität schwierig gestalten. Anders in der Fiktion: In der in Kiel spielenden *Tatort*-Folge »Borowski und das verlorene Mädchen« mit Axel Milberg in der Hauptrolle des Kommissars Klaus Borowski gibt es eine Szene, in der Borowski und die zuständige Rechtsmedizinerin am Obduktionstisch stehen, auf dem die Leiche einer sehr jungen Frau mit einer sehr tödlichen Stichverletzung im Bauch liegt. Die Kieler

Rechtsmedizinerin sagt zu Borowski: »Der Stich in den Bauch wurde mit einem Messer ausgeführt. Zehn Zentimeter lange Klinge. Keine Auffälligkeiten.« Wow! Die Kollegin hat echt was drauf! Aber auch hier gilt: Es ist leider nur Fiktion. Aufgrund der Länge des Stichkanals im Körper ist es nicht möglich, die Klingenlänge der verwendeten Stichwaffe exakt zu bestimmen. Das liegt einerseits daran, dass die Länge des Stichkanals ja vielleicht gar nicht die gesamte Länge der Klinge abbildet, denn es kann sich ja auch um ein 20 Zentimeter langes Messer gehandelt haben, das aber nur bis zur Hälfte der Klinge in den Körper hineingestoßen wurde. Andererseits kann mit einem Messer mit einer 5 oder 8 Zentimeter langen Klinge mit so großer Wucht zugestochen werden, dass die weichen und elastischen Strukturen der Bauchwand nachgeben und die Messerklinge wesentlich tiefer in den Körper eindringt, als es der eigentlichen Klingenlänge entspricht.

Interessierte Laien merken sich: Die Unterscheidung zwischen Stich- und Schnittwunden ist rechtsmedizinisch einfach, genaue Aussagen in Bezug auf die Klingenlänge der verwendeten Tatwaffe zu treffen ist hingegen nicht so leicht.

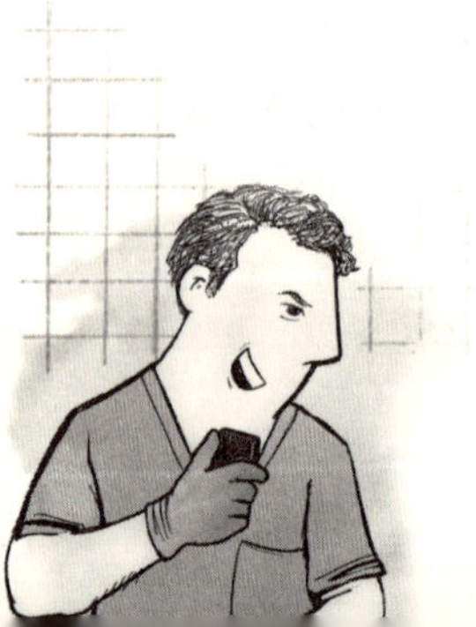

NACHWORT

Die Rechtsmedizin ist für viele Menschen nach wie vor ein Buch mit sieben Siegeln, auch wenn diese Siegel aufgrund der Popularität meines Fachs in der Spannungsliteratur und in Fernsehkrimis zunehmend aufgebrochen werden. Ich hoffe, Sie mit diesem nunmehr zweiten vorliegenden Band mit häufigen Irrtümern über die Rechtsmedizin wieder gut unterhalten und einiges »geradegerückt« zu haben, was in Kriminalromanen und im Fernsehen über meine Zunft kolportiert wird.

Keinesfalls möchte ich Ihnen mit der Lektüre dieses Buchs die Spannung rauben, die das Thema Rechtsmedizin ausmacht – dieses Geheimnisvolle, im Sektionssaal mit Toten zu tun zu haben. Auf viele Menschen übt dies offenbar einen unheimlichen Reiz aus, weil man diese Konfrontation mit dem Tod nicht direkt erleben möchte.

Das Krimigenre erfreut sich seit Jahrzehnten größter Beliebtheit. Irgendwann begannen dann Autoren und Filmemacher, sich detaillierter mit dem Tod zu beschäftigen. Der Leiche wurde sozusagen mehr Aufmerksamkeit zuteil. Wir Menschen beschäftigen uns heute relativ wenig mit dem Tod; er ist gesellschaftlich in hohem Maß tabuisiert. Trotzdem wissen wir alle, dass es uns irgendwann treffen wird. Krimis, die sich ihrem Wesen entsprechend mit den unschönen Arten menschlichen Ablebens befassen, bieten die Möglichkeit, dem Mysterium am Ende des Lebens zu begegnen. Deshalb interessieren sich die Menschen auch für rechtsmedizinische Details.

Es gibt erhebliche Unterschiede zwischen einem echten Tatort und einem Tatort, wie er dann als Filmkulisse nachgebaut wird. Ich war in meinem Job zum Beispiel schon in Kellern und hatte erst einmal Spinnweben im Gesicht; überall lag Rattenkot auf dem Boden, und es roch atemberaubend nach fauler Leiche. Diese olfaktorischen Genüsse oder, besser gesagt, Gerüche kann man zum Glück an einem Filmset nicht reproduzieren und dem Zuschauer auch nicht nahebringen.

Natürlich ist nicht alles, was man im Fernsehkrimi an rechtsmedizinischen Details geboten bekommt, korrekt. Trotzdem kann ich das alles akzeptieren, weil ich es als Unterhaltung konsumiere und nicht als Fortbildungsmaßnahme auffasse. Die Rechtsmediziner im Krimi bringen unser Fach nach vorne. Sie betreiben sozusagen Werbung für unsere Profession.

Rechtsmediziner werden von Krimiautoren und Drehbuchschreibern oft schrullig dargestellt, das scheint einer vermeintlichen Logik zu entsprechen – gemäß dem Motto: Jemand, der sich von morgens bis abends mit Leichen beschäftigt, kann doch nicht normal sein. Im Gegenteil. Wir Rechtsmediziner zeichnen uns durch Normalität im Umgang mit dem Tod aus. Aber genauso wichtig ist es für einen Rechtsmediziner, sehr flexibel im Denken zu sein, denn wir kommen zu einem Zeitpunkt ins Spiel, wenn eigentlich alles schon passiert ist. Das heißt, wir müssen vom Zeitpunkt des Todes an zurückarbeiten: Was ist in den letzten Stunden vor dem Tod geschehen? Dabei muss man flexibel genug sein, um auch irgendwann zu sagen: Hier komme ich nicht weiter. Ich muss wieder zurück an den Anfang und noch einmal überlegen, möglicherweise habe ich dort irgendetwas übersehen. Zugegeben: Ein Rechtsmediziner muss auch ein bisschen schräg sein in seinem Denken. Das heißt auch, auf verrückte Ideen kommen zu können, die möglicherweise den Täter bei der Ausführung der Tat geleitet haben. Und gleichzeitig müssen wir völlig objektiv und damit ergebnisoffen vorgehen. Denn nicht jeder Todesfall, der sich auch nach zweimaligem Hinschauen noch als Tötungsdelikt darstellt, ist auch wirklich eines.

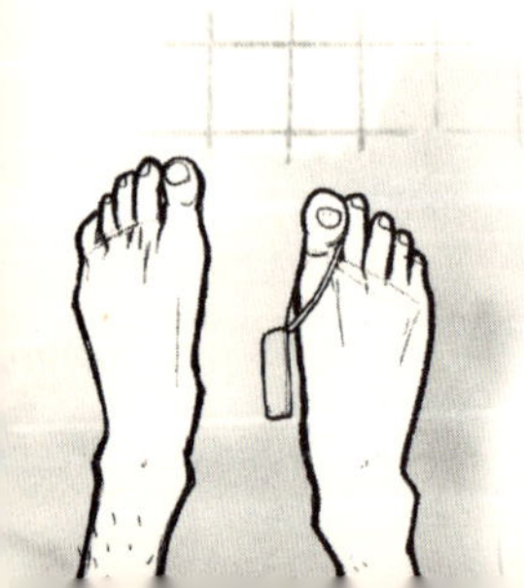

DANK

Mein herzlicher Dank geht an die Verlagsgruppe Droemer Knaur, die seit mittlerweile zehn Jahren meine Bücher publiziert.

Insbesondere danke ich Margit Ketterle, Jürgen Bolz, Katharina Ilgen, Patricia Keßler und natürlich Doris Janhsen, meiner hochgeschätzten Verlegerin.

Christoph J. Kellner hat auch dieses Buch wieder treffsicher illustriert. Klasse! Thomas Tilcher hat die Textredaktion besorgt. Beiden vielen Dank!

Für Anregungen, Anekdoten und fruchtbare Diskussionen bezüglich populärer Irrtümer über die Rechtsmedizin danke ich meinen ärztlichen Kollegen in der Berliner Rechtsmedizin: Dr. Lars Oesterhelweg, Frau Dr. Saskia Etzold, Dr. Claas Buschmann, Dr. Frank Rosenbaum, Philipp Möller, Frau Denise Dümpelmann, Dr. Klaus Krocker, Frau Jessica Teschner und Dr. Marc Windgassen. Für ihre guten Ideen und ihre Recherchen geht mein besonderer Dank an Frau Dr. Larissa Rößler.

Großer Dank gebührt auch meinem Literaturagenten Roman Hocke, AVA, und seinen Mitarbeiterinnen und Mitarbeitern für zehn Jahre großartiger Unterstützung meiner verschiedenen Projekte.

Dank gebührt auch Gabriele Kuhl fürs Korrekturlesen.

Meiner Frau Anja danke ich, dass sie sich immer wieder meine Erlebnisse und Geschichten anhört, sie feinsinnig kommentiert und »über alle Maßen erträgt« (O-Ton Anja Tsokos).

Michael Tsokos

Michael Tsokos
Die Zeichen des Todes

Neue Fälle von Deutschlands bekanntestem Rechtsmediziner

Ein Untersuchungshäftling hängt stranguliert am Fenster seiner Zelle – war es Suizid? Zwei Kampfhunde zerfleischen einen kleinen Jungen – welcher Hund hat ihm den tödlichen Biss zugefügt? Eine Frau stirbt, nachdem ihr im Pflegeheim erst falsche Medikamente und dann eine Salzlösung verabreicht wurden – woran ist sie gestorben?

Keiner versteht es, die Zeichen des Todes so zuverlässig zu lesen wie Michael Tsokos, Deutschlands bekanntester Rechtsmediziner. Hautnah und packend schildert er zwölf rätselhafte Kriminalfälle, an deren Aufklärung er maßgeblich beteiligt war.

»Ein Blick in extreme Abgründe.«
Stern.de

DROEMER

Michael Tsokos
Abgeschlagen

True-Crime-Thriller

In einem Kieler Park werden ein toter nackter Mann und eine zerstückelte Frauenleiche entdeckt. Rechtsmediziner Paul Herzfeld ist überrascht, welche mysteriösen Reaktionen dieser Fall auslöst: Professor Schneider, Herzfelds Vorgesetzter, legt sich schon zu Beginn der Obduktion auffällig schnell auf eine Machete als Tatwaffe fest, während der Sektionsassistent vor lauter Nervosität kaum seine Arbeit verrichten kann. Und dann kommt der Hausmeister des Instituts auch noch einem brisanten Geheimnis auf die Spur. Daraufhin stellt Herzfeld eigene Nachforschungen an und bringt sich und seine Familie in größte Gefahr.

»Was mich von Anfang an an Michael Tsokos' Romanen fasziniert hat, war die Detailtreue und Realitätsnähe seiner Geschichten. Der Mann weiß, wovon er schreibt. Und das merkt man auch in jeder Zeile seines neuen Thrillers *Abgeschlagen*.«
Freundin

KNAUR